Ernst Stürmer

Gesundheit in unserer Hand

Ernst Stürmer

Gesundheit in unserer Hand

Einfach und praktisch:
Heilen durch eigene
Hand-Akupressur und
Hand-Reflexzonenmassage

mvg

Die Deutsche Bibliothek – CIP-Einheitsaufnahme

Stürmer, Ernst:
Gesundheit in unserer Hand : einfach und praktisch: heilen durch eigene Hand-Akupressur und Hand-Reflexzonenmassage / Ernst Stürmer. – Landsberg am Lech : mvg-verl., 1997
(mvg-Paperbacks ; 568 : Natürlich heilen)
ISBN 3-478-08568-3

Internet: http://www.mvg-verlag.de

Producer: Bildbuch Verlag, Wien
Umschlaggestaltung: Schlotterer & Partner, München
Satz: GDV, Wien
Druck- und Bindearbeiten: Ebner Ulm
Printed in Germany 080 568/897502
ISBN 3-478-08568-3

Inhalt

Energiepunkte

Reflexzonen

Zum Thema

Eine Gebrauchsanweisung

Gesundheit liegt auf der Hand. Buchstäblich. Denn die auf der Hand liegenden *Akupressurpunkte* und *Reflexzonen* ermöglichen es uns, alle unsere Organe, Drüsen, Glieder, Muskeln und Nerven anzusprechen, also auf jeden Körperteil und jedes Körpersystem eine Fern- bzw. Tiefenwirkung auszuüben.

Mit anderen Worten: Durch den Druck der Punkte und die Massage der Zonen der Hand (einschließlich des Unterarms) können wir die Funktionen unserer Organe im einzelnen und unseres Organismus im gesamten verbessern.

Die uralte östliche Akupressur und die moderne westliche Reflexzonenmassage, die in diesem Ratgeber erstmals zusammen dargestellt werden, befähigen uns, durch Handbearbeitung Krankheiten zu verhindern, zu lindern, zu verkürzen oder zu heilen und Schmerzen zu stillen.

Was aber die Hand-Akupressur und die Hand-Reflexzonenmassage zur Ersten-Hilfe-Methode schlechthin macht, ist, daß wir die Hand überall und jederzeit zur Hand haben. Ob wir im Bett liegen, im Wald wandern, an der Bushaltestelle oder am Steuer im Stau warten, mit der Bahn fahren oder am Schreibtisch sitzen – die Hand können wir mühelos be»hand«eln. Sie ist leicht zugänglich. Sogar in der Kaffeepause oder während einer Sitzung können wir durch – unbemerkte – Handbearbeitung unserem Organismus heilende oder regenerierende Impulse senden.

Ein Beispiel: Wenn wir die äußere Daumenkante – von der Handwurzel bis hinauf zur Daumenspitze – massieren, antwortet die Wirbelsäule mit Entspannung und Belebung, denn die Daumenkante ist die Wirbelsäulenreflexzone.

Wir haben unsere Gesundheit also buchstäblich in der Hand:

50 Heilpunkte und 32 Reflexzonen, die wir einerseits zur Behebung gesundheitlicher Störungen aller Art und andererseits zur Energisierung und Vitalisierung unseres Gesamtorganismus nützen können, stellt unser »Hand«buch in Wort und Bild vor.

Während der erste Teil der Hand-Akupressur und der zweite Teil der Hand-Reflexzonenmassage gewidmet ist, bietet der dritte Teil ein Lexikon der Gesundheitsstörungen von A bis Z samt den einschlägigen Entstörungsanweisungen; dieses »Hand«-Lexikon berücksichtigt an die 400 Krankheiten und Beschwerden.

Freilich: nur in harmlosen Fällen beschränken wir uns auf die Eigenbehandlung. Im Ernstfall bedienen wir uns der Hand-Akupressur und der Hand-Reflexzonentherapie nur, um die ärztliche Behandlung zu unterstützen und zu ergänzen.

Akupressur und Reflexologie sind keine obskure Zauberei. Beide bedienen sich *natürlicher* Körpermechanismen, die den Heilungsvorgang beschleunigen sowie leib-seelisches Wohlbefinden, inneres Gleichgewicht, Widerstandskraft, Leistungsfähigkeit und Langlebigkeit fördern.

Kurzum: Wenn Sie die zwei von der ganzheitlichen Gesundheitsbewegung erprobten und gelobten Heilmethoden praktizieren, ist Ihre Gesundheit in »guten Händen«.

Lassen Sie übrigens schon die Gesundheitskugeln in Ihren Händen kreisen? (Zwischen-Spiel Seite 66)

Erster Teil

Hand-Akupressur

»Ein jedes Problem durchläuft bis zu seiner Anerkennung drei Stufen«, wußte schon Schopenhauer: »In der ersten wird es lächerlich gemacht. In der zweiten bekämpft, und in der dritten gilt es als selbstverständlich.«
Akupressur beispielsweise hat schon die dritte Stufe erreicht.
Akupressur – Genesung per »Knopfdruck«: das ist keine okkulte Praxis. Wir können Akupressur ohne jeden Mystizismus anwenden. Sie entspringt dem in fünftausendjähriger Erfahrung millionen- und aber millionenfach erprobten Heilwissen der Chinesen.
Nicht der Arzt oder der Apotheker und nicht die Behandlung oder die Arznei heilen im Grunde, sagen die Chinesen, sondern die jedem Menschen innewohnende Lebensenergie, das heißt, die allem Leben zugrundeliegende und den Mikrokosmos wie den Makrokosmos durchwaltende Naturkraft. Der Mediziner und das Medikament können die Lebensenergie – die Heilkraft der Natur – bloß unterstützen. Die Lebensenergie ist der »Arzt in uns«. Sie bewirkt in unserem Organismus das harmonische Zusammenspiel aller Lebensfunktionen. Sie setzt den Körper instand, sich selbst zu heilen bzw. Krankheitserreger von vornherein abzuwehren. Sie gewährleistet also unsere Gesundheit.
Kann die natürliche Vitalkraft ungehindert kreisen, ist der Mensch gesund. Ist der Energiekreislauf blockiert, kommt es zu Gesundheitsstörungen. Energiemangel macht sich als Unteraktivität und Energieüberfluß als Überaktivität der Organfunktionen bemerkbar. Beides ist schädlich.
Heilen heißt also: bei Energiemangel die Lebenskraft anregen und stärken und bei Energieüberfluß die Lebenskraft dämpfen bzw. ableiten.
Die traditionellen chinesischen Heiler halten daher nicht viel davon, Bazillen, Mikroben und Viren zu jagen und mit chemischen Waffen (Wirkstoffen) zu erledigen. »Einen Eindringling zu töten, heißt noch lange nicht, die Tür zu schließen«, sagen sie. Sie wollen aber die Tür schließen. Mit

anderen Worten: sie legen es darauf an, unsere natürliche Abwehr-, Widerstands- und Regenerationskraft zu stärken, so daß die allgegenwärtigen Krankheitserreger keine Chance haben, Unheil im Organismus zu stiften.
Also: Wenn da und dort zuwenig oder zuviel Lebensenergie in Umlauf ist, stehen uns Heil-Punkte – sprich »Druckknöpfe« – zur Verfügung, um den Energiekreislauf zu regulieren.
Vor Jahrtausenden haben nämlich die alten Chinesen entdeckt: erstens, daß die universale Triebkraft des Lebens in Leitbahnen durch unseren Körper fließt, und zweitens, daß auf den an der Körperoberfläche verlaufenden Leitbahnen Hautpunkte liegen – gleichsam Konzentrationspunkte der Lebensenergie –, über die wir durch Reizung eine Fernbehandlung von funktionsgestörten Organen und von Krankheitsprozessen durchführen können.

Die Meridiane

Die Leitbahnen, bei uns »Meridiane« genannt, sind gleichsam »Flüsse der Gesundheit«. Sie versorgen jeweils bestimmte Lebensprozesse mit Energie. Es gibt zwölf Hauptmeridiane, und zwar die sogenannten Meridiane der Lunge, des Dickdarms, des Magens, der Milz, des Herzens, des Dünndarms, der Blase, der Nieren, des Meisters des Herzens (Kreislauf/Sexualität), des Dreifachen Erwärmers, der Gallenblase und der Leber.
Die zwölf Hauptmeridiane sind aber »vernetzt«, das heißt, sie stehen miteinander in Verbindung.
Die Energiekanäle sind paarig angeordnet; sie verlaufen symmetrisch – spiegelbildlich – auf der linken wie auf der rechten Körperhälfte.
Sechs der zwölf Hauptmeridiane beginnen oder enden auf der *Hand*. Sie sind also einer Hand-Akupressur dienlich, wobei uns zugute kommt, daß die ersten und die letzten

Punkte eines Meridians jeweils besonders wirksam sind. Das heißt: die Handpunkte sind wahre »Wunderknöpfe«.
Die auf der Hand verlaufenden 6 Hauptmeridiane sind: der Lungenmeridian (Lu), der Dickdarmmeridian (Di), der Herzmeridian (H), der Dünndarmmeridian (Dü), der »Meister des Herzens«-Meridian (KS = Kreislauf/Sexualität) und der »Dreifache Erwärmer«-Meridian (3E). Die Energieleitbahnen der »passiven« oder Yin-Organe (Funktionskreise) – nämlich H, Lu und KS – ziehen über die Innenseite des Arms, und die Energieleitbahnen der »aktiven« oder Yang-Organe (Funktionskreise) – nämlich Dü, Di und 3E – über die Außenseite des Arms.
Die »Organe« bilden Paare, funktionelle Gespanne sozusagen: die Lunge hat den Dickdarm zum Partner, das Herz den Dünndarm und der Meister des Herzens den Dreifachen Erwärmer.
Jene 6 Meridiane können wir also durch Hand-Akupressur direkt beeinflussen, die anderen indirekt über das Kommunikationsnetz.
Es geht bei den nach Organen benannten Meridianen wohlgemerkt nicht nur um »Organe« im westlichen Sinn, sondern um »Funktionskreise« im östlichen Sinn: um ineinandergreifende Lebensprozesse. Die Funktionen überschneiden einander, manche Funktionen werden von mehreren Funktionsträgern (sprich Organen) wahrgenommen.
Bei den untereinander verknüpften Funktionen, wie die ganzheitliche Heilkunst Chinas sie erfaßt, darf es uns nicht wundern, wenn wir beispielsweise Harnträufeln oder Schreibkrampf über den Lungenmeridian, Zahnfleischbluten oder Schiefhals über den Dickdarmmeridian, Trübsichtigkeit oder Nackenschmerz über den Herzmeridian, Schnupfen oder Hexenschuß über den Dünndarmmeridian, Mundgeruch oder Potenzschwäche über den Meridian »Meister des Herzens«, Schwerhörigkeit oder Schluckauf über den Meridian »Dreifacher Erwärmer« usw. behandeln.

Die Gesundheitspunkte

Insgesamt können wir 50 Energiepunkte der genannten sechs Meridiane, die unsere Hände bzw. Arme mit den inneren Organen und Funktionskreisen verbinden, bei Erkrankungen therapeutisch nutzen.
Zu unterscheiden sind Harmonisierungspunkte, Anregungspunkte und Beruhigungspunkte.
Die Harmonisierungspunkte, die am Anfang und am Ende einer Energieleitbahn liegen, bringen alle dem betreffenden Meridian zugeordneten Funktionen in Gleichklang.
Die Anregungspunkte oder Tonisierungspunkte aktivieren die dem betreffenden Meridian zugeordneten Funktionen. Sie machen das Organsystem mobil. Das ist von Bedeutung, wenn ein Funktionskreis geschwächt ist, also die Energie angekurbelt, gestärkt und ergänzt werden muß.
Die Beruhigungspunkte oder Sedativpunkte dämpfen die dem betreffenden Meridian zugeordneten Funktionen. Das ist heilsam und wohltuend im Falle gesteigerter Organfunktionen oder bei Zeitkrankheiten wie Streß, nervlicher Erschöpfung und Schlaflosigkeit.

Behandlungstechnik

Die Einwirkung auf die Hautpunkte zu Heilzwecken kann durch Druck (Akupressur), Stich (Akupunktur) oder Erwärmung (Moxibustion) erfolgen. Zur Selbstbehandlung eignet sich aber nur die Akupressur. Sie ist einfach, gefahrlos und kostenfrei.
Die Akupressur praktiziert den Druck der Punkte: wir brauchen dazu nur unseren Daumen oder Zeigefinger als Werkzeug.
Ya-Ya bevorzugt den Druck-Gegendruck, sprich: das Kneifen und Zwicken der Punkte. Die Ya-Ya-Methode besteht darin,

mit den Nägeln des Daumens und des Ringfingers eine Zange zu bilden und den Punkt eine bis drei Minuten in den Zangengriff zu nehmen.
Die Akupressur kennt grundsätzlich den leichten, den mittelstarken und den kräftigen Druck. Der leichte wird in der Regel bis zu 30 Sekunden, der mittelstarke bis zu 15 Sekunden und der kräftige bis zu 10 Sekunden ausgeübt. Für die Hand-Akupressur ist im allgemeinen der kräftige Druck angebracht, zur Vorbeugung einmal täglich, zur Heilung dreimal täglich.
Bei akuten Schmerzen und bei Erstbehandlung kann die Pressur ausnahmsweise auf eine bis fünf Minuten ausgedehnt werden.
Wenn wir einen Energiepunkt drücken, pressen wir ihn jeweils auf beiden Seiten, das heißt, nacheinander auf der linken und auf der rechten Hand.
Neben dem Drücken und Kneifen der Punkte kommt noch das Massieren und das Beklopfen in Frage. Entscheidend ist die Reizung der Punkte.
Einzige Einschränkung: wir akupressieren nur gesunde Hautstellen, die keine Narbe, kein Muttermal, keine Warze etc. aufweisen.
Wir stellen anschließend jeden der 50 auf der Hand oder dem Unterarm liegenden Energiepunkte einzeln vor – mit allen wichtigen Heilanzeigen im Lexikonteil des Buches.
Der Klarheit wegen geben wir den wissenschaftlichen Namen, den deutschen und den chinesischen Namen (sowohl in der modernen Pinyin-Umschrift als auch – in Klammer – in der traditionellen Wade-Umschrift) der Punkte an.
Also: Es gibt entlang der Energieleitungen »Schalter«, um die natürlichen Ordnungskräfte unseres Organismus anzuweisen, Schmerz zu lindern bzw. zum Verschwinden zu bringen oder ein Fehlverhalten zu korrigieren. Die angesprochenen Organe und Nerven gehorchen unserem Fingerdruck. Überzeugen Sie sich!

1. Der Minister

Lungen-Meridian

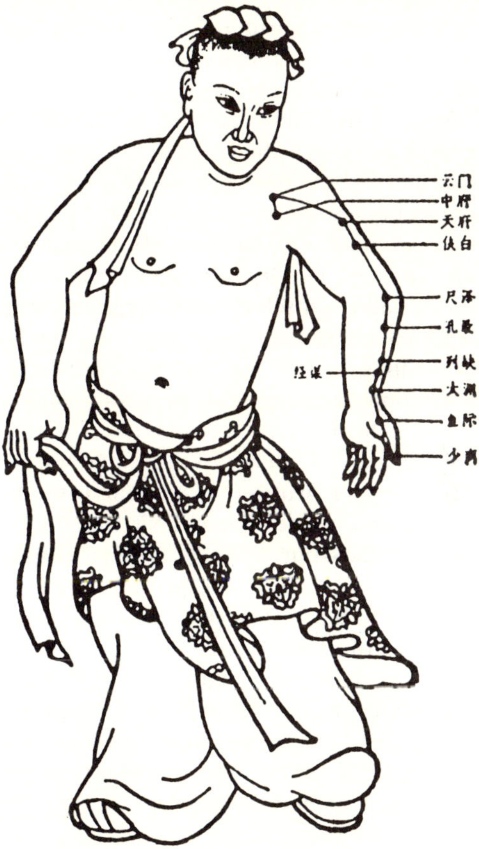

Der Lungenmeridian beginnt an der seitlichen Brustwand im zweiten Zwischenrippenraum, fließt an der Innenseite des Arms zur Hand hinab und zieht über den Daumenballen zur Daumenspitze. Er endet am außenseitigen Nagelfalzwinkel des Daumens.

Der Meridian der Lunge hat insgesamt 11 Energiepunkte. 7 davon liegen im von uns in Betracht gezogenen leicht zugänglichen Bereich der Hand und des Unterarms.

Den menschlichen Organismus mit einem Staatswesen vergleichend, nennen die chinesischen Medizinklassiker die Lunge den »Premierminister«.

Der Minister unter den Funktionsträgern verwaltet gleichsam das Königreich. Er steuert die Lebensäußerungen und Aktivitäten des Staates, sprich: des Organismus.

Die Schlüsselrolle des Lungenmeridians besteht darin, daß er die aus der Atemluft empfangene »Himmelsenergie« den anderen Meridianen und Organen übermittelt.

○ Die Reizung der (anschließend dargestellten) Lungenpunkte dient naturgemäß in erster Linie der Funktionstüchtigkeit der Atmungsorgane und Luftwege bzw. der Regulierung der Atmungsvorgänge. Sie ist daher angebracht bei Symptomen wie Schnupfen, Nasenbluten, Heiserkeit, Halskrankheiten, Husten, Schleimrasseln, Atemnot, Bronchitis, Asthma, Lungen- oder Brustfellentzündung usw.

○ Über die Lungenpunkte können wir die Wehrenergie – also die Widerstandskraft – steigern. Wer empfindlich ist gegen Luftzug und anfällig für Erkältungskrankheiten oder Grippe, kann sich der »Druckknöpfe« der Lungenpunkte bedienen und sein Immunsystem stärken.

○ Eine dritte Domäne der Lungenpunkte ist die Haut. Die Lunge regiert Haut, Schweißdrüsen und Körperhaar (nicht das Haupthaar, das von der Nierenenergie abhängig ist). Bei Hautkrankheiten wie Akne oder Juckreiz, Nachtschweiß, feuchten Handflächen und dergleichen bewährt sich daher die Pressur der Lungenpunkte.

○ Aufgrund der Vernetzung der Funktionskreise ist die Lungenpunktemassage ferner wirksam bei: Muskelkrämpfen sowie Schmerzen oder Steifigkeit im Nacken, in der Schulter, im oberen Rücken, im Ellenbogen, im Arm; bei Verdauungsstörungen, Appetitmangel, Völlegefühl, Schluckauf, Verstopfung; bei Harnlaßstörungen und Blasenschwäche.

○ Im seelisch-geistigen Bereich können wir mit Hilfe der Lungenpunkte Melancholie und Depression, Kummer, Besorgtheit und Trauer bekämpfen.

Die Lungenpunkte 1 bis 4 berücksichtigt dieser Ratgeber nicht, weil sie sich außerhalb des Hand- bzw. Unterarmbereichs befinden.

Das ABC der Heilanzeigen im Lexikonteil des Buches informiert *im einzelnen* über die Beschwerden und Störungen, die sich mittels der Gesundheitspunkte Lu-5, -6, -7, -8, -9, -10 und -11 behandeln lassen.

Lu-5: Ellenbogenteich

»Ellenbogenteich« heißt der Energiepunkt Lunge 5, auf chinesisch: Chize (Ch'ih-tse). Wir finden ihn in der Beugefalte des Ellenbogens, an der Außenseite der Bizeps-Sehne.
Der Punkt wird kräftig in Richtung Hand gedrückt, dreimal 10 Sekunden.

Lu-6: Lochtiefe

»Lochtiefe« heißt der Energiepunkt Lunge 6, auf chinesisch: Kongzui (K'ung-tsui). Wir finden ihn auf der Innenfläche des Unterarms, daumenseitig, eine Handbreit unterhalb der Beugefalte des Ellenbogens.
Der Punkt wird kräftig in Richtung Hand gedrückt, dreimal 10 Sekunden.

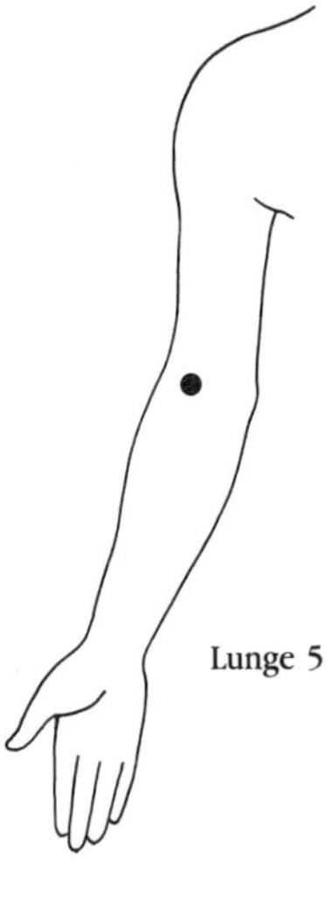

Lunge 5

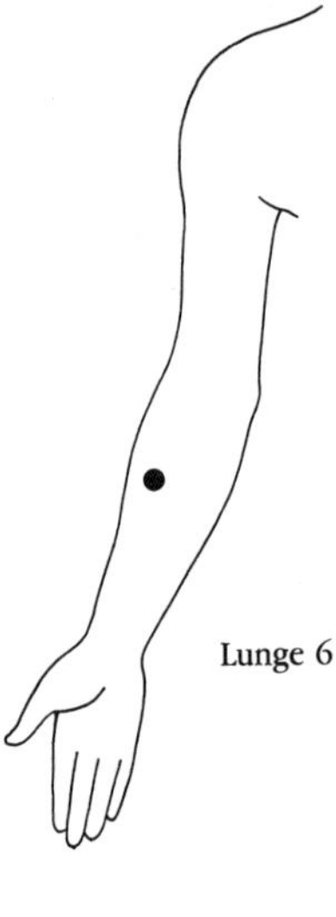

Lunge 6

Lu-7: Engpaß

»Engpaß« heißt der Energiepunkt Lunge 7, auf chinesisch: Lieque (Lieh-ch'üeh). Wir finden ihn auf der Innenfläche des Unterarms, drei Fingerbreit oberhalb der Handbeugefalte an der Daumenseite, dort wo der Arzt den Puls mißt.
Der Punkt wird mit dem Daumen kräftig in Richtung Hand gedrückt, dreimal 10 Sekunden.

Lu-8: Entwässerungsgraben

»Entwässerungsgraben des Durchgangs« heißt der Energiepunkt Lunge 8, auf chinesisch: Jingqu (Ching-ch'ü). Wir finden ihn auf der Innenfläche des Unterarms einen Daumenbreit oberhalb der Handbeugefalte, daumenseitig; in der Medizinersprache: an der Innenseite des Griffelfortsatzes der Speiche (Processus styloides radii).
Der Punkt wird kräftig in Richtung Daumenballen gedrückt, dreimal 10 Sekunden.

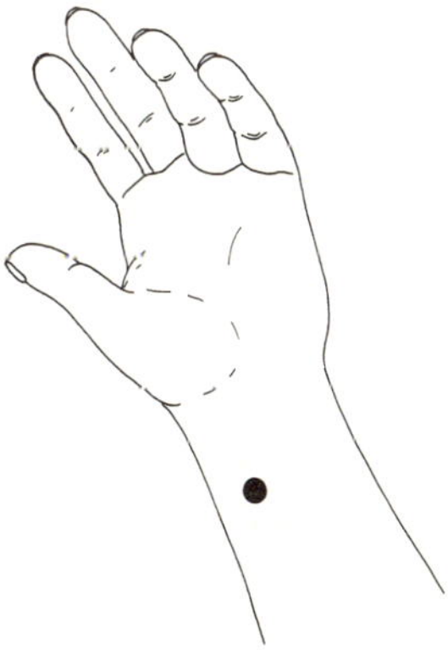

Lunge 7

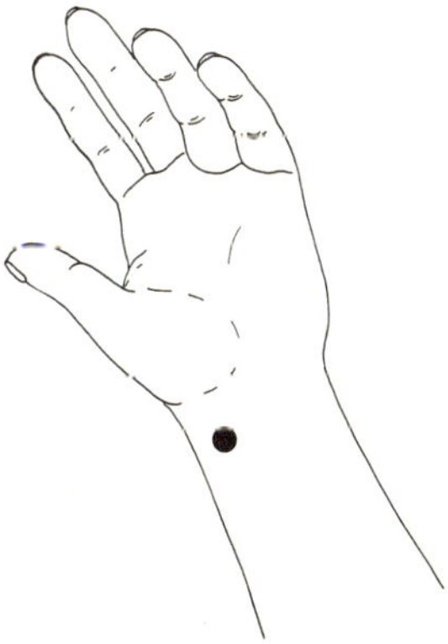

Lunge 8

Lu-9: Großquelle

»Großquelle« heißt der Energiepunkt Lunge 9, auf chinesisch: Taiyuan (T'ai-yüan). Wir finden ihn am daumenseitigen Ende der Handbeugefalte bzw. in der Vertiefung an der Daumenwurzel.
Der Punkt wird kräftig daumenwärts gedrückt, dreimal 10 Sekunden.

Lu-10: Fischbauchgrenze

»Fischbauchgrenze« heißt der Energiepunkt Lunge 10, auf chinesisch: Yuji (Yü-chi). Wir finden ihn auf der Handinnenfläche in der Mitte des Daumenballens bzw. in der Mitte des ersten Mittelhandknochens.
Lu-10 ist der *Anregungspunkt* des Lungenmeridians.
Der Punkt wird kräftig in Richtung Daumenspitze gedrückt, dreimal 15 Sekunden. Den Punkt auf dem rechten Daumenballen drücken wir am besten mit dem Daumen der linken Hand und den Punkt auf dem linken Daumenballen mit dem Daumen der rechten Hand.

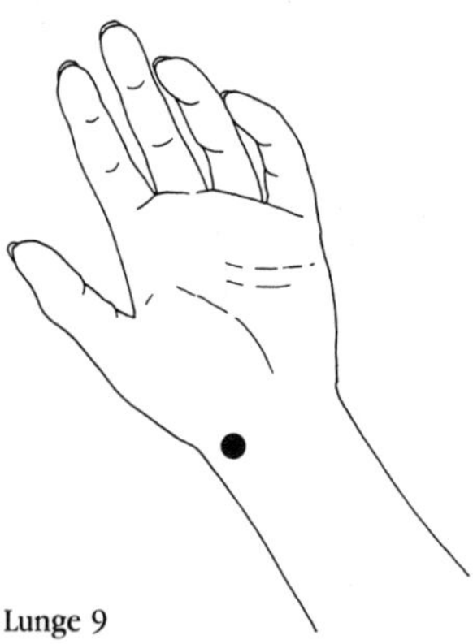

Lunge 9

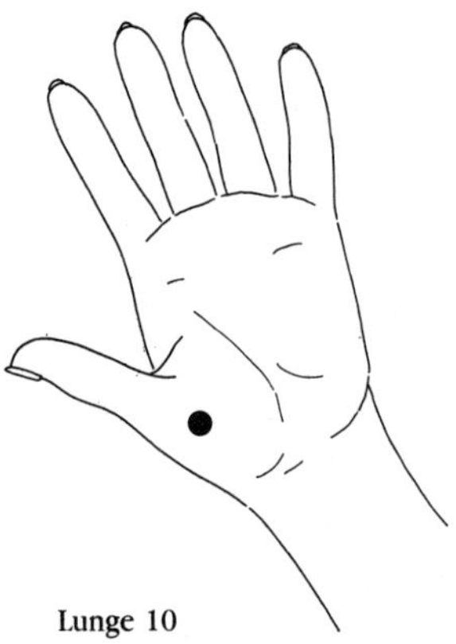

Lunge 10

Lu-11: Junges Shang

»Junges Shang« heißt der Energiepunkt Lunge 11, auf chinesisch: Shaoshang (Shao-shang). Wir finden ihn neben dem äußeren Nagelbettwinkel des Daumens.
»Junges Shang« ist der *Harmonisierungspunkt* des Lungenmeridians und ein Meisterpunkt aller Halskrankheiten.
Der letzte Lungenmeridianpunkt wird kräftig – quer in Richtung Zeigefinger – gedrückt, dreimal 10 Sekunden.

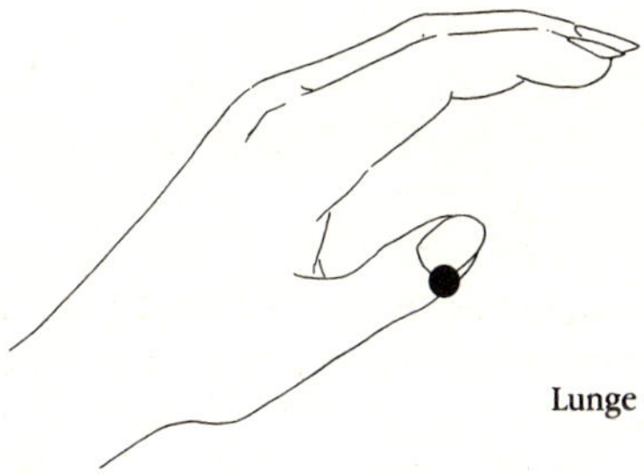

Lunge 11

2. Die Fortleitungsinstanz

Dickdarm-Meridian

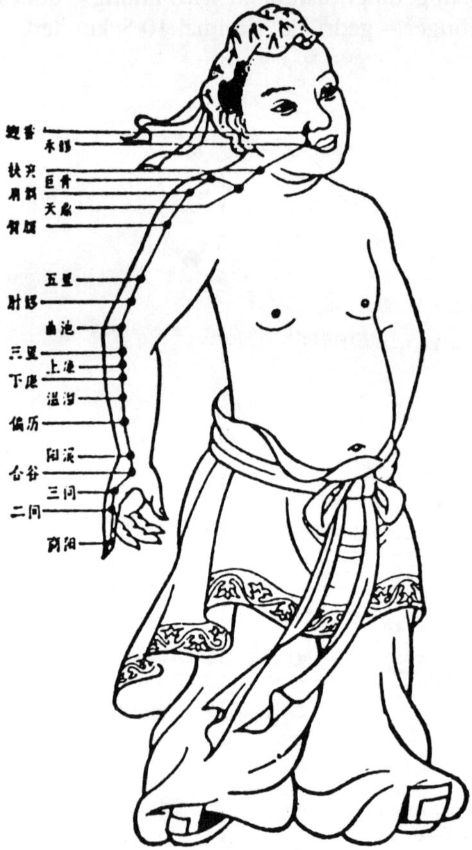

Der Dickdarmmeridian entspringt am daumenseitigen Nagelbettwinkel des Zeigefingers, verläuft vom Zeigefinger über die Außenseite des Arms und über die Schulter und den seitlichen Hals empor bis zum Mundwinkel, um am Nasenflügel zu enden.
Der Dickdarmmeridian hat alles in allem 20 Energiepunkte. 11 davon liegen auf der Hand bzw. auf dem Unterarm, sind also allerorts und allzeit bequem zu akupressieren.
Der Dickdarm heißt in China »Fortleitungsinstanz«. Er ist der »Staatssekretär« des Ministers Lunge. Unter den Funktionsträgern des Organismus ist er für die schon vom Magen und Dünndarm eingeleitete Nahrungsverwandlung und in der Hauptsache für die Abfallbeseitigung, das heißt Stuhlausscheidung, zuständig.
○ Störungen des Darms und des gesamten Verdauungstraktes (zum Beispiel Verstopfung, Durchfall, Blähungen, Darmkollern, Hämorrhoiden) ist also über die Dickdarmpunkte beizukommen.
○ Die Dickdarmpunkte haben Einfluß auf den Mund (besonders auf die Zähne), den Rachen und die Nase. Sie sind daher unentbehrlich bei der Behandlung von Zahnschmerzen, Zahnfleischbluten, trockenem Mund oder übermäßigem Speichelfluß, Mundschleimhautentzündung, Rachenkatarrh, Mandelentzündung, Kehlkopfentzündung, Stimmverlust, Nasenbluten, Schnupfen, Heuschnupfen.
○ Da die Haut nach chinesischem Verständnis ein »Kind« der Lunge und des Dickdarms ist, sind Hautstörungen (wie Ekzeme, Furunkel, Akne, Nesselsucht, Juckreiz) ebenso über die Dickdarmpunkte zu beeinflussen.
○ Die Pressur der Dickdarmpunkte hilft, die Hirndurchblutung anzuregen und überhaupt den Gesamtorganismus zu beleben, also unsere Vitalität auf Touren zu bringen.
○ Im seelisch-geistigen Bereich können wir über die Dickdarmpunkte selbstzerstörerische Gedanken und fixe Ideen ausschalten, Knauserigkeit, Teilnahmslosigkeit und Geistes-

abwesenheit positiv beeinflussen und Sprachhemmungen lockern.
Die Dickdarmpunkte 12 bis 20 klammern wir hier aus, weil sie sich außerhalb des Hand- bzw. Unterarmbereichs befinden.
Das ABC der Heilanzeigen im Lexikonteil informiert im einzelnen über die Beschwerden und Störungen, die sich mittels der Di-Punkte 1 bis 11 behandeln lassen.

Di-1: Äußerstes Yang

»Äußerstes Yang« heißt der Energiepunkt Dickdarm 1, auf chinesisch: Shangyang (Shang-yang). Wir finden ihn am daumenseitigen Nagelfalzwinkel des Zeigefingers.
Er ist ein *Harmonisierungspunkt* der Dickdarm-Energieleitbahn und ein Meisterpunkt gegen Zahnschmerzen. (Tip für den Zahnarztbesuch: Sie können während der Zahnbehandlung, unbemerkt vom Arzt, den Daumennagel auf den Punkt im äußeren Nagelbettwinkel des Zeigefingers pressen – auf beiden Händen gleichzeitig – und so den Schmerz lindern).
Di-1 wird kräftig in Richtung Fingergrundgelenk gedrückt, dreimal 7 Sekunden.

Di-2: Zweiter Zwischenraum

»Zweiter Zwischenraum« heißt der Energiepunkt Dickdarm 2, auf chinesisch: Erjian (Erh-chien). Wir finden ihn am dritten Gelenk des Zeigefingers, daumenseitig.
Der Punkt wird kräftig in Richtung Handwurzel gedrückt, dreimal 7 Sekunden.

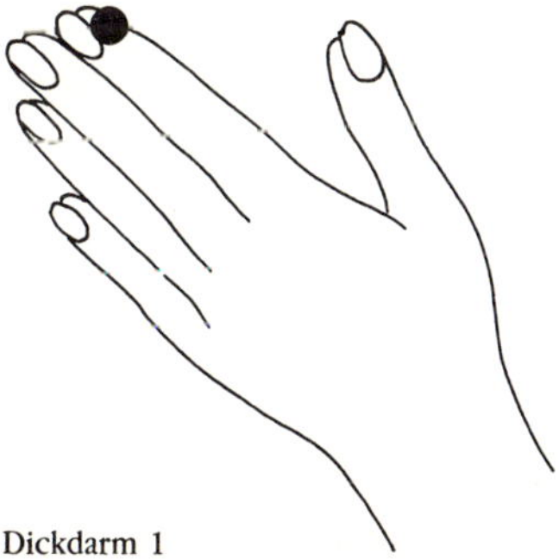

Dickdarm 1

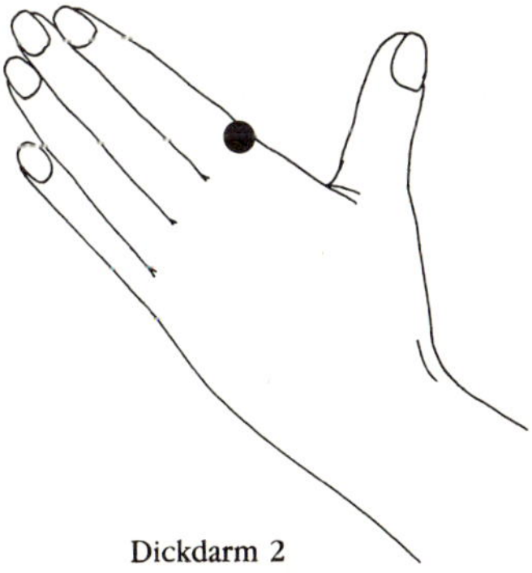

Dickdarm 2

Di-3: Dritter Zwischenraum

»Dritter Zwischenraum« heißt der Energiepunkt Dickdarm 3, auf chinesisch: Sanjian (San-chien). Wir finden ihn an der Wurzel des Zeigefingers, daumenseitig, einen Kleinfingerbreit über Di-2.
Der Punkt wird kräftig in Richtung Handwurzel gedrückt, dreimal 7 Sekunden.

Di-4: Talvereinigung

»Talvereinigung« heißt der Energiepunkt Dickdarm 4, auf chinesisch: Hegu (Ho-ku). Wir finden ihn auf dem Handrükken im Winkel zwischen Daumen und Zeigefinger, bei angelegtem Daumen auf dem höchsten Punkt des Muskelhöckers. Er ist der *Beruhigungspunkt* des Dickdarmmeridians und der gebräuchlichste Punkt gegen Verstopfung. Gleichzeitig ist er ein Kardinalpunkt für die allgemeine Gesundheit. Er ist hilfreich gegen Schmerzen aller Art und gegen die hundert Übel der Vegetativen Dystonie.
Di-4 wird kräftig in Richtung Ellenbogen gedrückt, dreimal 15 Sekunden.

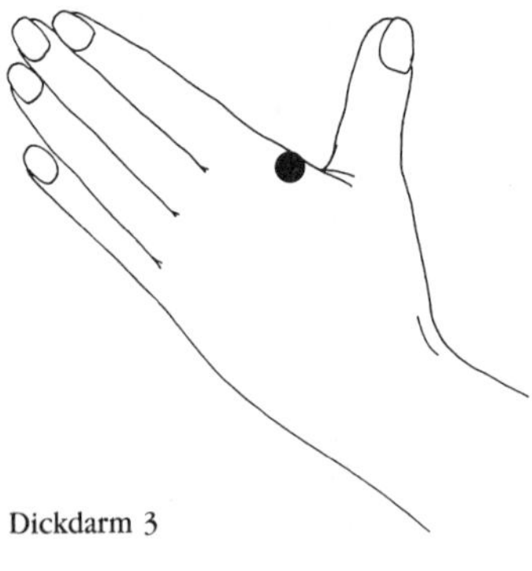

Dickdarm 3

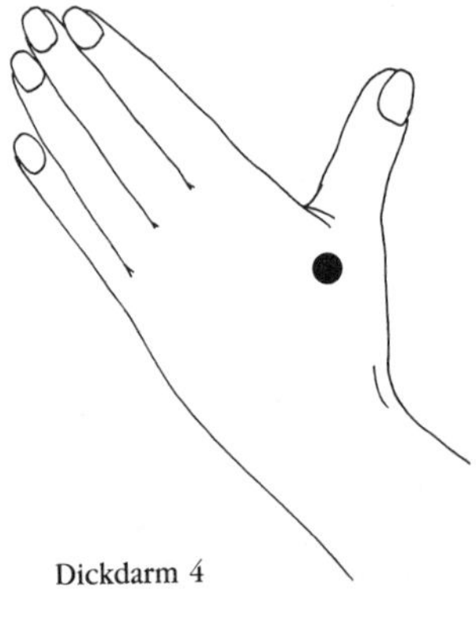

Dickdarm 4

Di-5: Sonnenschlucht

»Sonnenschlucht« heißt der Energiepunkt Dickdarm 5, auf chinesisch: Yangxi (Yang-hsi). Wir finden ihn auf dem Handrücken an der Daumenwurzel – in einer Vertiefung (»anatomische Schnupftabakdose« genannt), die bei gestrecktem Daumen von zwei harten Sehnen, den sogenannten Daumenspannern, gebildet wird.
Der Punkt wird kräftig in Richtung Ellenbogen gedrückt, dreimal 10 Sekunden.

Di-6: Schräger Durchgang

»Schräger Durchgang« heißt der Energiepunkt Dickdarm 6, auf chinesisch: Pianli (P'ien-li). Wir finden ihn auf der Daumenseite des Unterarms, drei Daumenbreit über dem Handgelenk bzw. über dem Punkt Di-5.
Der Punkt wird kräftig in Richtung Ellenbogen gedrückt, dreimal 10 Sekunden.

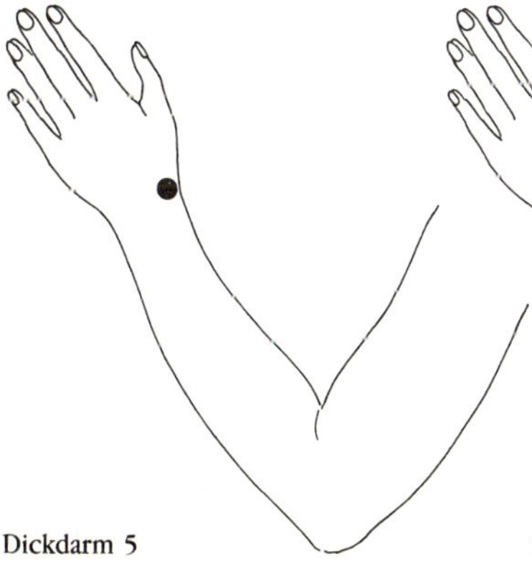

Dickdarm 5

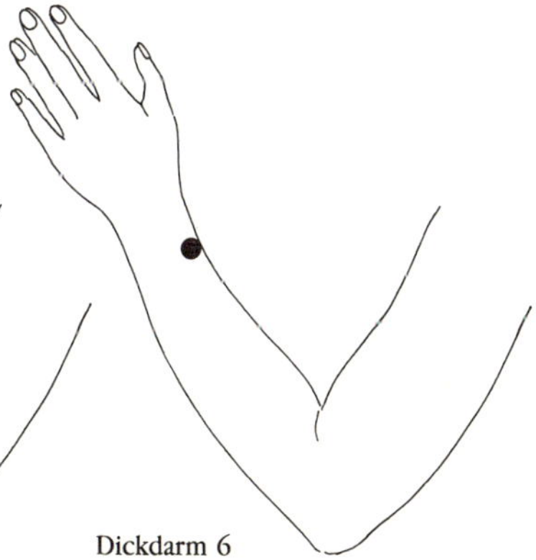

Dickdarm 6

Di-7: Wärmender Wildbach

»Wärmender Wildbach« heißt der Energiepunkt Dickdarm 7, auf chinesisch: Wenliu (Wen-liu). Wir finden ihn auf der Daumenseite des Unterarms, fünf Daumenbreit über dem Handgelenk bzw. über dem Punkt Di-5; oder: auf halber Höhe zwischen Handgelenk und Ellenbogen.
Der Punkt wird kräftig in Richtung Ellenbogen gedrückt, dreimal 10 Sekunden.

Di-8: Unterer Engpaß

»Unterer Engpaß der Hand« heißt der Energiepunkt Dickdarm 8, auf chinesisch: Xialian (Hsia-lien). Wir finden ihn auf der Daumenseite des Unterarms, vier Daumenbreit unterhalb der Ellenbogenfalte.
Der Punkt wird kräftig in Richtung Ellenbogen gedrückt, dreimal 10 Sekunden.

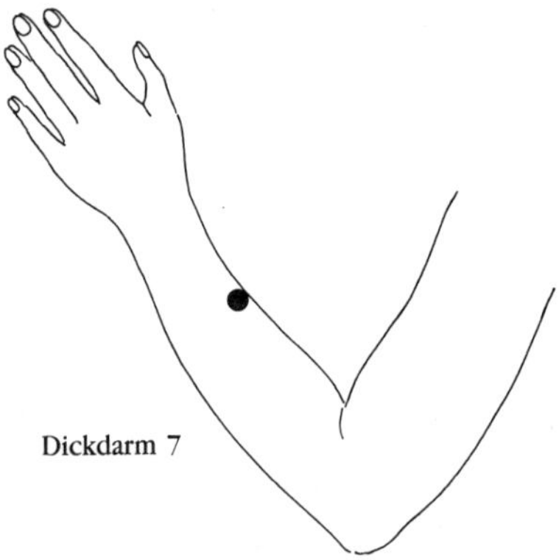

Dickdarm 7

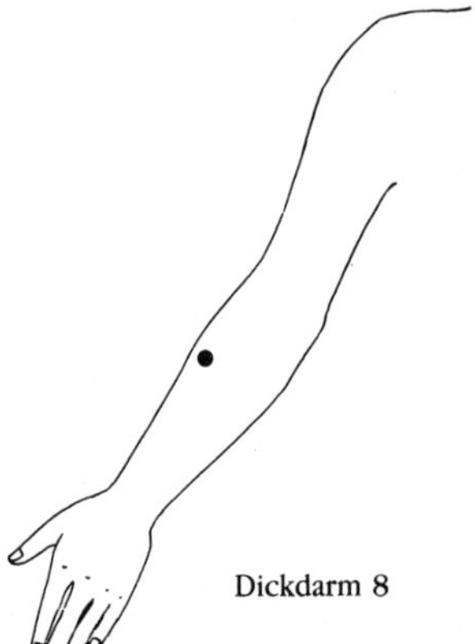

Dickdarm 8

Di-9: Oberer Engpaß

»Oberer Engpaß der Hand« heißt der Energiepunkt Dickdarm 9, auf chinesisch: Shanglian (Shang-lien). Wir finden ihn auf der Daumenseite des Unterarms, drei Daumenbreit unterhalb der Ellenbogenfalte.
Der Punkt wird kräftig in Richtung Ellenbogen gedrückt, dreimal 10 Sekunden.

Di-10: Dreimeilen

»Dreimeilen der Hand« heißt der Energiepunkt Dickdarm 10, auf chinesisch: Shousanli (Shou san-li). Wir finden ihn auf der Daumenseite des Unterarms, zwei Daumenbreit unterhalb der Ellenbogenfalte.
Der Punkt wird kräftig in Richtung Ellenbogen gedrückt, dreimal 10 Sekunden.
Das hebt Wohlbefinden und Gesundheit!

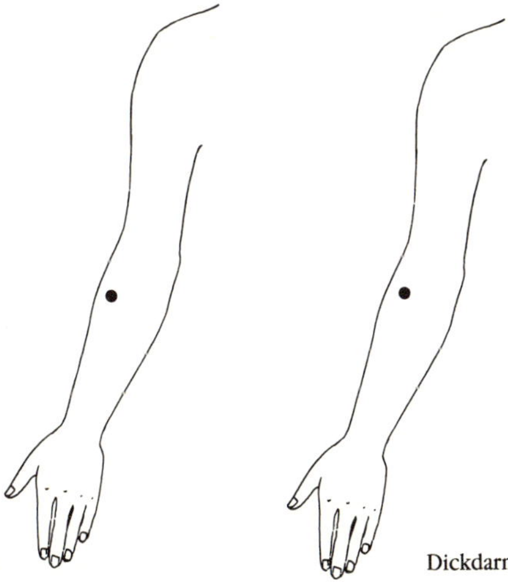

Dickdarm 9 Dickdarm 10

Di-11: Gewundener Teich

»Gewundener Teich« heißt der Energiepunkt Dickdarm 11, auf chinesisch: Quchi (Ch'ü-ch'ih). Wir finden ihn am äußeren, das heißt daumenseitigen Ende der Ellenbogenfalte.
Er ist der *Anregungspunkt* des Dickdarmmeridians. Er hilft uns, unsere Widerstandskraft zu steigern.
Di-11 wird kräftig armaufwärts gegen den Ellenbogen gedrückt, dreimal 15 Sekunden.

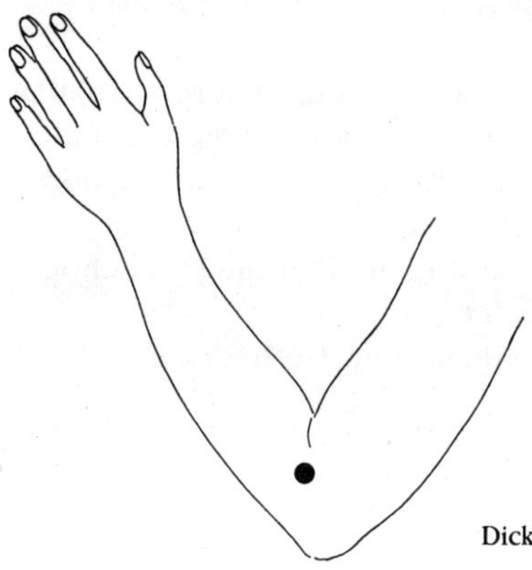

Dickdarm 11

3. Der Fürst

Herz-Meridian

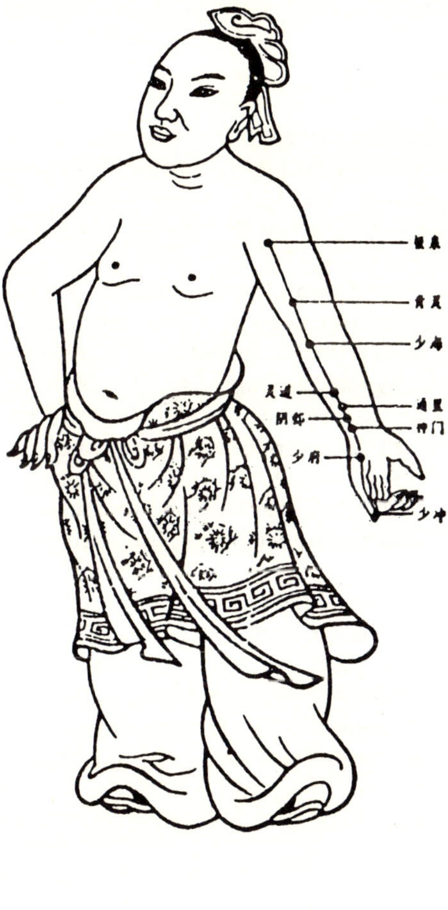

Der Herzmeridian beginnt in der Achselhöhle, fließt auf der Innenseite des Arms abwärts über den Handwurzelknochen (»Erbsenbein«) und den Handteller zum kleinen Finger, an dessem inneren Nagelwinkel er endet.
Der Energiekanal des Herzens hat nur 9 Energiepunkte. 7 der Punkte des Herzmeridians sind aber für uns bedeutsam, weil sie auf der Hand bzw. auf dem Unterarm liegen.
Das Herz ist in der chinesischen Medizintheorie »der Fürst« unter den Funktionsträgern. Es ist das Hauptorgan. Seiner bedient sich der unsichtbare Kaiser, um das Reich (den Organismus) zu regieren. Ihm untersteht selbst der Premierminister.
Das Herz prägt die Gesamtpersönlichkeit des Menschen. Es kontrolliert Bewußtsein, Geist und Psyche. Es koordiniert die Lebensfunktionen. Wenn die Nation (sprich: der Organismus) zusammenhält, so ist das vor allem das Verdienst des Fürsten namens Herz.
○ Das Herz ist also in der chinesischen Heilkunde nicht allein für die Herztätigkeit und die Blutverteilung zuständig. Gleichwohl leisten die Herzpunkte gute Dienste bei Kollapszuständen (Schwindel, Ohnmacht), Herzjagen, kalten Händen und anderen peripheren Durchblutungsstörungen, Brustbeklemmung, zu hohem oder zu niedrigem Blutdruck.
○ Darüber hinaus erzielt die Herzpunktemassage positive Effekte bei Trübsichtigkeit und anderen Sehstörungen; bei Unterarmbeschwerden (Steifigkeit, Taubheit) besonders im Bereich des Ellenbogens und des Handgelenks.
○ Herz ist in Ostasien ein Name für Gott und Seele. Die Herzpunktemassage hat dementsprechend in erster Linie psychische Wirkungen. Sie lindert nervöse Herz- und Kreislaufstörungen und alle psychovegetativen Symptome, unter anderem Schweißausbrüche, Nachtschweiß, Schlafstörungen, Alpträume, nervösen Durchfall, nervösen Harndrang, Erregungszustände.
In der ostasiatischen Heilkunde führt der Weg zu einem

gesunden Geist und zu einer gesunden Seele über die Herzenergie, deren Entgleisung zu Konzentrationsschwäche, Bewußtseinstrübung, Vergeßlichkeit, unklarer Rede (Nuscheln, Stottern), grundlosem Weinen oder Lachen, Hemmungen, ständiger Unruhe, Schwunglosigkeit, Energiemangel, Erschöpfung, Selbstzweifel, Mutlosigkeit und Verschlossenheit führt.
Gegen jedwede neurotische oder hysterische Verhaltensweise regen wir durch Punktepressur den Herz-Funktionskreis an, mit dem Heiterkeit, Gelöstheit, innere Festigkeit und Wagemut verbunden sind. Übrigens wurde im alten Japan Schwerverbrechern der kleine Finger abgetrennt (in der Kleinfingerspitze endet der Herzmeridian), um die Gewalttätigkeit der Bösewichte auszumerzen.
Die Herzpunkte 1 und 2 lassen wir außer acht, weil sie außerhalb des Hand- und Unterarmbereichs liegen.
Das ABC der Heilanzeigen im Lexikonteil informiert im einzelnen über die Beschwerden und Störungen, die sich mittels der H-Punkte 3 bis 9 behandeln lassen.

H-3: Geringes Meer

»Geringes Meer« heißt der Energiepunkt Herz 3, auf chinesisch: Shaohai (Shao-hai). Wir finden ihn am inneren, das heißt am kleinfingerseitigen Ende der Ellenbogenfalte.
Der Punkt wird kräftig armabwärts gegen den Ellenbogen gedrückt, dreimal 7 Sekunden.

H-4: Weg der Kraft

»Weg der Kraft« heißt der Energiepunkt Herz 4, auf chinesisch: Lingdao (Ling-tao). Wir finden ihn auf der Innenseite des Unterarms, und zwar an der Kleinfingerseite zwei Fingerbreit oberhalb der Handbeugefalte.
Der Punkt wird kleinfingerwärts gedrückt, dreimal 7 Sekunden.

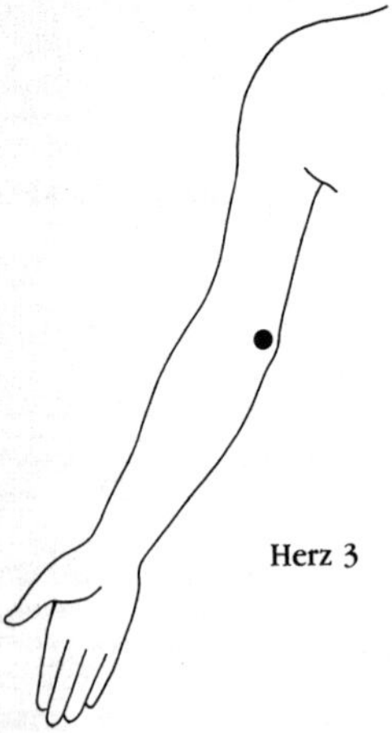

Herz 3

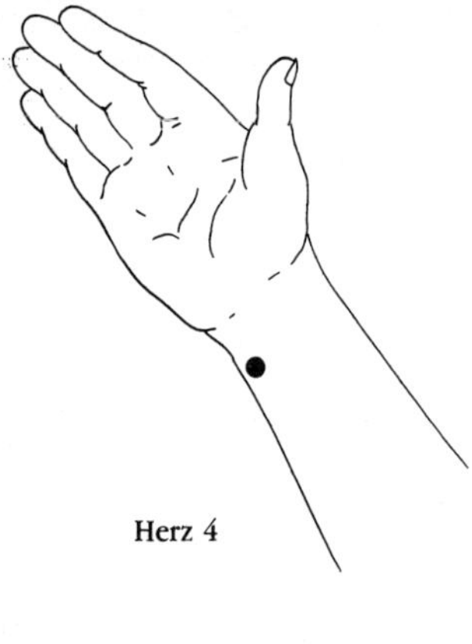

Herz 4

H-5: Verbindender Weiler

»Verbindender Weiler« heißt der Energiepunkt Herz 5, auf chinesisch: Tongli (T'ung-li). Wir finden ihn auf der Innenseite des Unterarms, und zwar einen Daumenbreit oberhalb der Handbeugefalte in einer gedachten Verlängerung des Kleinfingers.
Der Punkt wird kräftig kleinfingerwärts gedrückt, dreimal 7 Sekunden.

H-6: Yin-Bach

»Yin-Bach« heißt der Energiepunkt Herz 6, auf chinesisch: Yinxi (Yin-hsi). Wir finden ihn knapp – einen schwachen Kleinfingerbreit – über dem Handgelenk an der Innenseite, in einer gedachten Verlängerung des kleinen Fingers.
Der Punkt wird kräftig kleinfingerwärts gedrückt, dreimal 7 Sekunden.

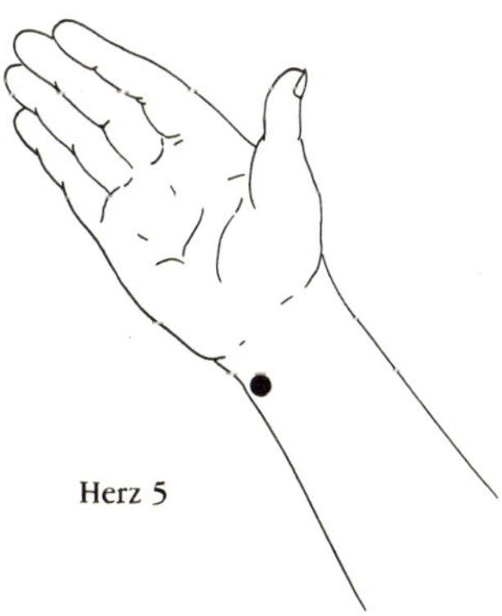

Herz 5

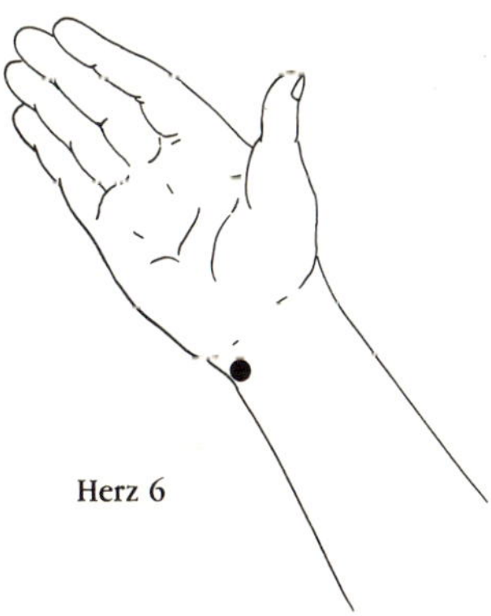

Herz 6

H-7: Göttliches Tor

»Göttliches Tor« heißt der Energiepunkt Herz 7, auf chinesisch: Shenmen (Shen-men). Ein anderer Name für den Punkt ist »Troßstraße zur Heiterkeit« oder Duichong (Tui-ch'ung), weil er »auf Knopfdruck« Lebensfreude spendet und Depression und Traurigkeit verscheucht.
Wir finden den Punkt H-7 auf dem Handgelenk innen, und zwar auf der Kleinfingerseite – in einer Vertiefung zwischen dem sogenannten Erbsenbein (dem seitlichsten Handwurzelknochen) und der Elle.
Herz 7 ist der *Beruhigungspunkt* des Herzmeridians. Tranquilizer, Schlafmittel und andere Beruhigungsmittel sind in der Regel schädlich bis gefährlich. Drücken Sie, statt chemische Produkte zu schlucken, bei Ärger und Angst, bei Erregung und Schlafstörungen etc. lieber den Beruhigungspunkt »Göttliches Tor«.
Der Punkt wird kräftig kleinfingerwärts gedrückt, dreimal 10 Sekunden.

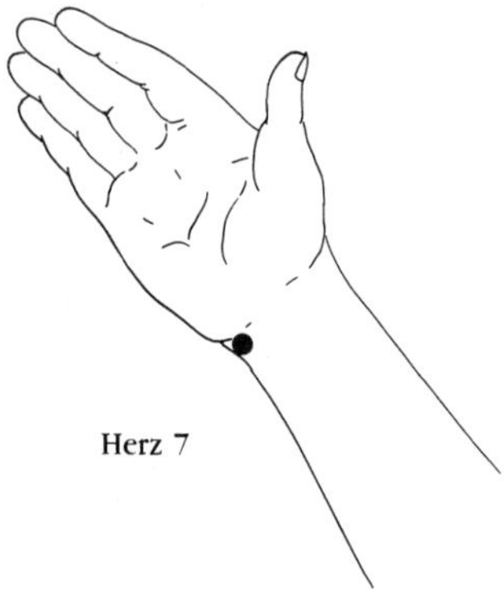

H-8: Kleinere öffentliche Halle

»Kleinere öffentliche Halle« heißt der Energiepunkt Herz 8, auf chinesisch: Shaofu (Shao-fu). Wir finden ihn auf der Handfläche zwischen dem vierten und dem fünften Mittelhandknochen an der Stelle, die bei geballter Faust von der Kleinfingerspitze berührt wird.
Der Punkt wird kräftig kleinfingerwärts gedrückt, dreimal 10 Sekunden.

H-9: Kleineres Troßgefolge

»Kleineres Troßgefolge« heißt der Energiepunkt Herz 9, auf chinesisch: Shaochong (Shao-ch'ung). Wir finden ihn am innenseitigen Nagelbettwinkel des kleinen Fingers.
H-9 ist der *Anregungspunkt* und ein *Harmonisierungspunkt* des Herzmeridians.
Der Punkt wird kräftig quer nach außen gedrückt, dreimal 15 Sekunden. Die Ya-Ya-Methode empfiehlt, den Punkt 3 Minuten fest zu kneifen.

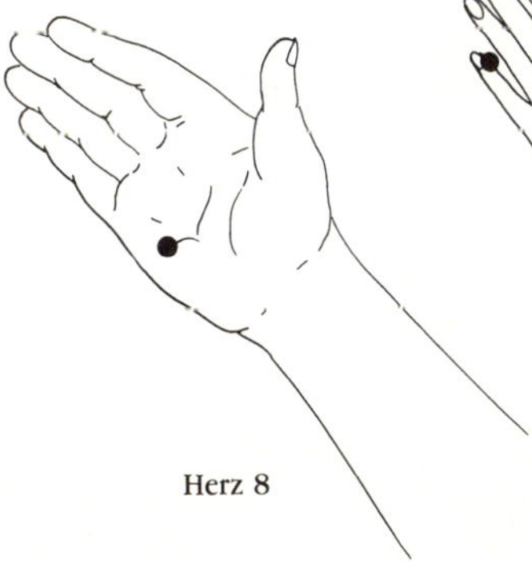

Herz 8

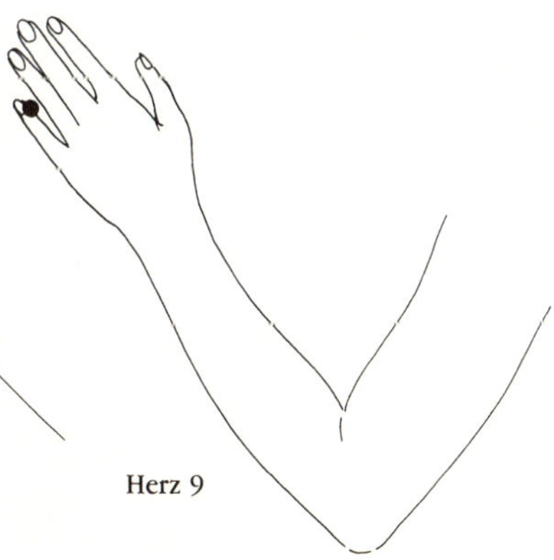

Herz 9

4. Der Kanal der tausend Möglichkeiten

Dünndarm-Meridian

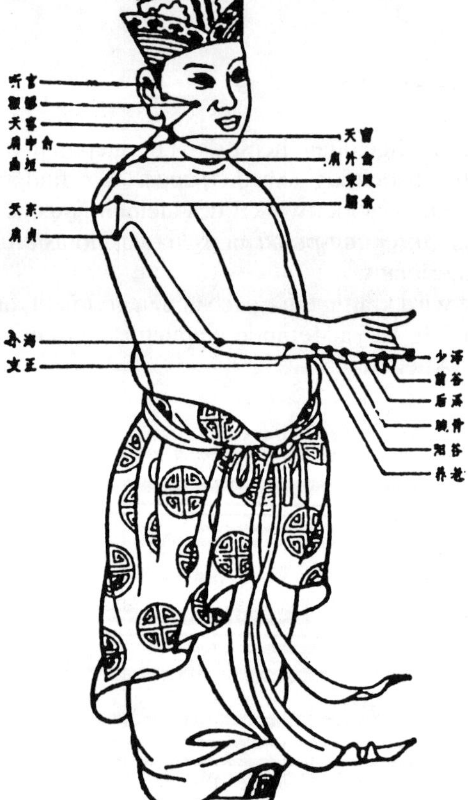

Der Dünndarmmeridian beginnt am äußeren Nagelfalzwinkel des kleinen Fingers, führt an der Armaußenseite hinten empor, zieht im Zickzack über das Schulterblatt, steigt entlang des seitlichen Halses auf, läuft zur Wange und mündet vor dem Ohr.

Die Energieleitbahn des Dünndarms hat 19 Punkte. 8 davon ziehen wir in Betracht, weil sie auf der Hand und auf dem Unterarm liegen und so therapeutisch leicht zu nutzen sind.

»Kanal der tausend Möglichkeiten« wird in der chinesischen Heilkunde der Dünndarm genannt. Der Dünndarm assistiert dem Herzen. Mit anderen Worten: er ist die »rechte Hand« des Fürsten.

Geläufig ist uns seine Rolle als Organ, das die Nahrung aufnimmt und umwandelt.

○ Wenn wir die Punkte des Dünndarmmeridians, der zur Nahrungsaufnahme und -umwandlung die Energie liefert, durch Fingerdruck stimulieren, fördern wir in der Tat Verdauung und Stoffwechsel und setzen uns etwa gegen Bauchschmerzen, Gastritis, Abmagerung, Durchfall, Verstopfung oder Gelbsucht zur Wehr.

○ Ein Trumpf der Dünndarmpunkte ist ihre Heilwirkung bei rheumatischen oder neuralgischen Erkrankungen im Bereich des äußeren Halses, des Nackens, der Schultern und der Arme, ebenso bei Schwellungen, Steifigkeit und Verspannungen im selben Bereich.

○ Die Massage der Dünndarmpunkte hilft Krampfzustände lösen.

○ Über die Dünndarmpunkte können wir zudem Augen und Ohren vorteilhaft beeinflussen, beispielsweise bei Trübsichtigkeit, geschwollenen, geröteten oder tränenden Augen, Kurzsichtigkeit und Weitsichtigkeit oder bei Schwerhörigkeit und Ohrgeräuschen.

○ Im geistigen Bereich ist unter anderem das Unterscheidungsvermögen an den Dünndarmmeridian gebunden. Wir können es durch Punktedruck schärfen – im Falle von

Urteilslosigkeit, Einfältigkeit, Verbohrtheit und mangelnder Klarsicht.
Die Dünndarmpunkte 9 bis 19 ziehen wir nicht in Betracht, weil sie außerhalb des Hand- bzw. Unterarmbereichs liegen.
Das ABC der Heilanzeigen im Lexikonteil informiert im einzelnen über die Beschwerden und Störungen, die sich mittels der Dü-Punkte 1 bis 8 behandeln lassen.

Dü-1: Kleinerer Moorsee

»Kleinerer Moorsee« heißt der Energiepunkt Dünndarm 1, auf chinesisch: Shaoze (Shao-tse). Wir finden ihn neben dem äußeren Nagelwinkel des kleinen Fingers.
Dü-1 ist ein *Harmonisierungspunkt* des Dünndarms. Über ihn können zudem alle Schleimhäute gekräftigt werden.
Gedrückt wird er kräftig in Richtung Fingergrundgelenk, und zwar dreimal 7 Sekunden.

Dü-2: Vorderes Tal

»Vorderes Tal« heißt der Energiepunkt Dünndarm 2, auf chinesisch: Qiangu (Ch'ien-ku). Wir finden ihn an der Außenseite des kleinen Fingers in einer Vertiefung oberhalb des Kleinfingergrundgelenks.
Der Punkt wird kräftig in Richtung Handwurzel gedrückt, dreimal 7 Sekunden.

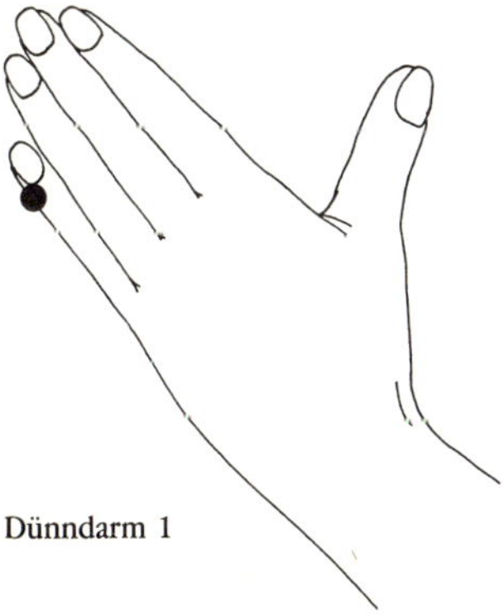

Dünndarm 1

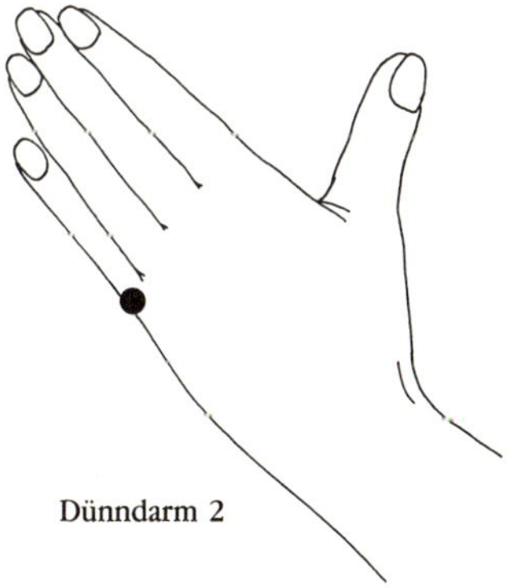

Dünndarm 2

Dü-3: Hinterer Bach

»Hinterer Bach« heißt der Energiepunkt Dünndarm 3, auf chinesisch: Houxi (Hou-hsi). Wir finden ihn an der Handkante unterhalb des Kleinfingergrundgelenks in einer Vertiefung. Bei geschlossener Faust bildet sich dort eine Hautfalte. Dü-3 ist der *Anregungspunkt* des Dünndarmmeridians.
Er wird kräftig in Richtung Handwurzel gedrückt, dreimal 10 Sekunden.

Dü-4: Handwurzelpunkt

»Handwurzelpunkt« heißt der Energiepunkt Dünndarm 4, auf chinesisch: Wangu (Wan-ku). Wir finden ihn an der Handkante in einer Vertiefung zwischen dem fünften Mittelhandknochen und dem Dreiecksbein der Handwurzel.
Der Punkt wird kräftig armwärts gedrückt, dreimal 10 Sekunden.

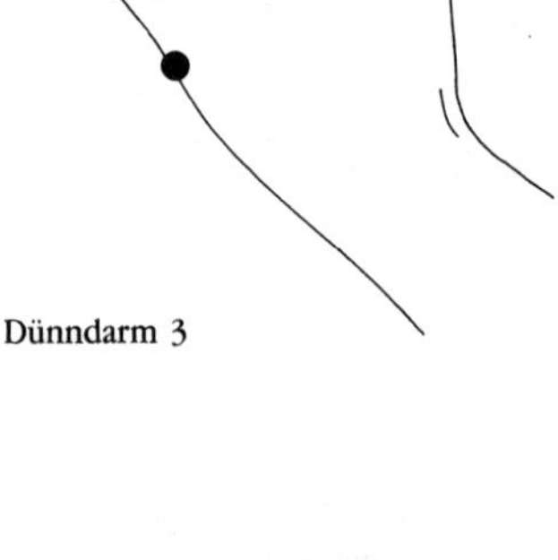

Dünndarm 3

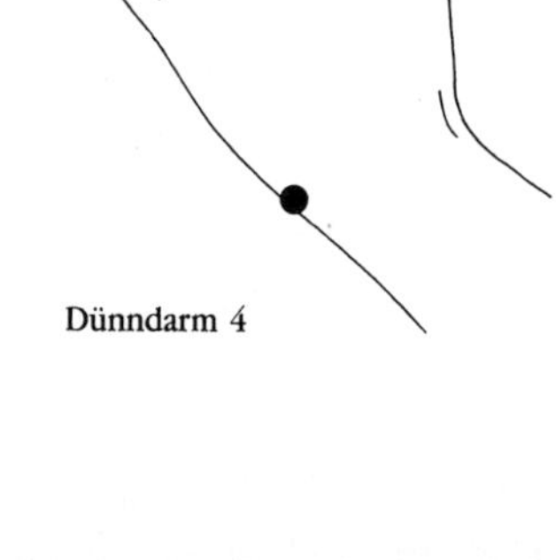

Dünndarm 4

Dü-5: Sonnental

»Sonnental« heißt der Energiepunkt Dünndarm 5, auf chinesisch: Yanggu (Yang-ku). Wir finden ihn in einer Mulde zwischen dem Griffelfortsatz der Elle und dem Dreiecksbein der Handwurzel.
Der Punkt wird kräftig ellenbogenwärts gedrückt, dreimal 10 Sekunden.

Dü-6: Glückliches Alter

»Glückliches Alter« heißt der Energiepunkt Dünndarm 6, auf chinesisch: Yanglao (Yang-lao), weil er ein langes Leben verheißt, wenn wir auf ihn einwirken. Wir finden den Punkt an der Seite des Griffelfortsatzes der Speiche, einen Daumenbreit oberhalb des Punktes Dü-5.
Dü-6 wird kräftig ellenbogenwärts gedrückt, dreimal 10 Sekunden.

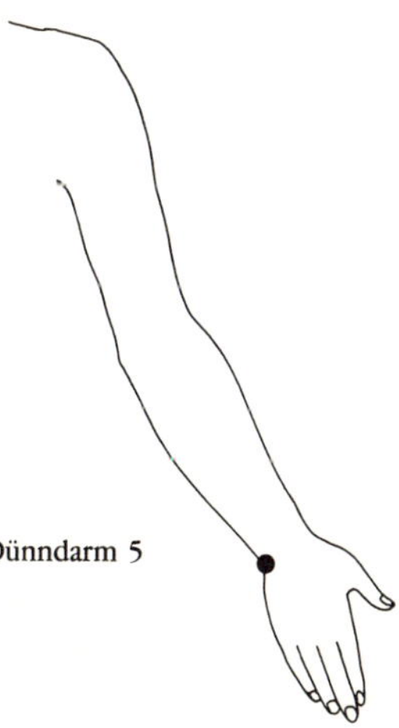
Dünndarm 5

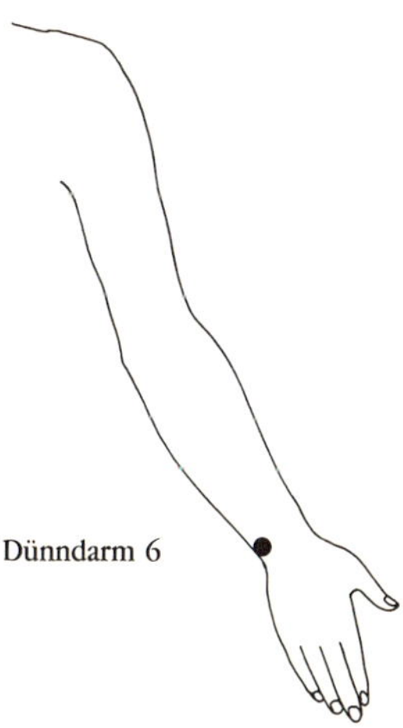
Dünndarm 6

Dü-7: Stütze der Geradläufigkeit

»Stütze der Geradläufigkeit« heißt der Energiepunkt Dünndarm 7, auf chinesisch: Zhizheng (Chih-cheng). Wir finden ihn auf der Kleinfingerseite des Unterarms, und zwar fünf Daumenbreit oberhalb des Handgelenks.
Der Punkt wird kräftig ellenbogenwärts gedrückt, dreimal 10 Sekunden.

Dü-8: Kleines Meer

»Kleines Meer« heißt der Energiepunkt Dünndarm 8, auf chinesisch: Xiaohai (Hsiao-hai). Wir finden ihn an der Unterseite des Ellenbogenköpfchens, bekannt als »Musikantenknochen«.
Dü-8 ist der *Beruhigungspunkt* des Dünndarmmeridians.
Der Punkt wird kräftig schulterwärts gedrückt, dreimal 10 Sekunden.

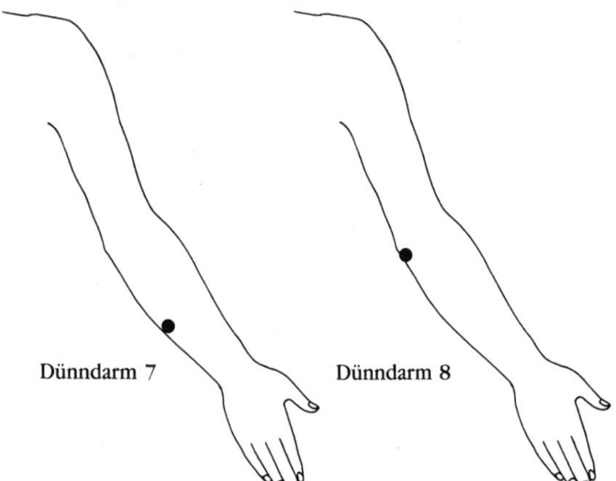

5. Der abhängige Beamte

Meister des Herzens (Meridian)

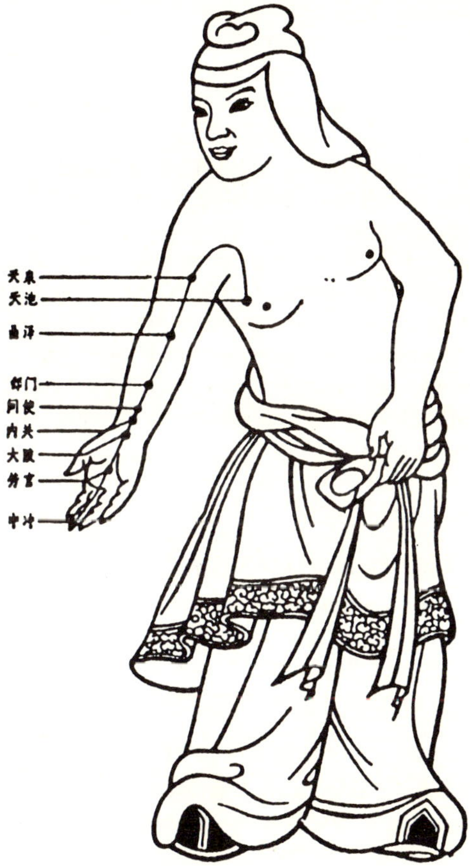

Der Meridian »Meister des Herzens« (oder »Kreislauf/Sexualität«, abgekürzt KS) entspringt im Brustmuskel außen neben der Brustwarze, fließt in der Mitte der Innenseite des Arms hinab, überquert Handgelenk und Handteller und endet an der Kuppe des Mittelfingers.
Auf der Leitbahn des Meisters des Herzens liegen im ganzen 9 Energiepunkte. 7 davon kommen für eine Hand- bzw. Unterarm-Akupressur in Frage.
Der Meister des Herzens ist unter den Funktionsträgern unseres Organismus in chinesischer Sprechweise der »abhängige Beamte« oder der »Gesandte«. Dessen Meridian versorgt die Kreislauffunktionen und die Sexualsphäre mit Energie. Er teilt sich die Zuständigkeit bei Herzstörungen mit dem Herzmeridian und bei Sexualproblemen mit dem Nieren- und mit dem Herzmeridian.

○ Der Meister des Herzens schützt das Herz, regelt die Blutzusammensetzung sowie die Blutversorgung und überwacht das Gefäßsystem. Anwendungsgebiete der Energiepunkte des Meisters des Herzens sind daher zum Beispiel: Kreislauf- und Durchblutungsstörungen, Kollaps, Ohnmachtsneigung, Bluthochdruck, Blutwallungen im Kopf, Herzstolpern, Herzschmerz, Angina pectoris.

○ In der Sexualsphäre helfen die KS-Punkte etwa bei Regelstörungen, Potenzschwäche und Sterilität.

○ Der Meister des Herzens ist beteiligt an der Nahrungsverwertung und der Tätigkeit der Oberbauchorgane. Wir stimulieren also dessen Punkte unter anderem bei Magenschmerzen, Darmentzündung, Durchfall oder Erbrechen.

○ Über den Meister des Herzens und seine Energiepunkte können erfahrungsgemäß zudem infektiöse Krankheiten beeinflußt werden.

○ Im Seelischen ist der Meister des Herzens der Quell des Glücksgefühls. Er hilft uns also Angstträume, Depression, mit Verzweiflung verbundene Schlafschwierigkeiten, psychische Labilität etc. in Schach zu halten.

Die Punkte 1 und 2 des »Meisters des Herzens« (KS) liegen nicht im Hand- bzw. Unterarmbereich, werden also hier nicht beachtet.
Das ABC der Heilanzeigen im Lexikonteil informiert im einzelnen über die Beschwerden und Störungen, die sich mittels der KS-Punkte 3 bis 9 behandeln lassen.

KS-3: Gewundener Moorsee

»Gewundener Moorsee« heißt der Energiepunkt Kreislauf/Sexualität 3, auf chinesisch: Quze (Ch'ü-tse). Wir finden ihn in der Ellenbogenfalte an der Kleinfingerseite der harten Bizepssehne, die bei angewinkeltem Arm erscheint.
Der Punkt wird kräftig gegen den Ellenbogen in Richtung Hand gedrückt, dreimal 10 Sekunden.

KS-4: Torspalt

»Torspalt« heißt der Energiepunkt Kreislauf/Sexualität 4, auf chinesisch: Ximen (Hsi-men). Wir finden ihn auf der Innenseite des Unterarms fünf Daumenbreit oberhalb der Handbeugefalte, und zwar in einer Vertiefung zwischen dem langen Hohlhandmuskel (m. palmaris longus) und dem radialen Handbeugemuskel (m. flexor carpi radialis).
Der Punkt wird kräftig in Richtung Hand gedrückt, dreimal 10 Sekunden.

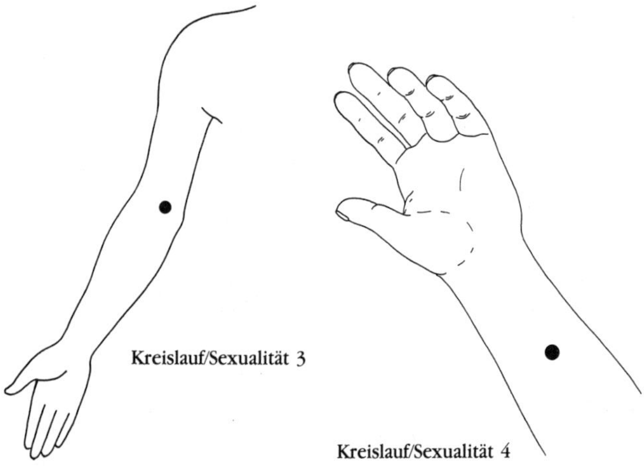

KS-5: Vermittler

»Vermittler« heißt der Energiepunkt Kreislauf/Sexualität 5, auf chinesisch: Jianshi (Chien-shih). Wir finden ihn auf der Innenseite des Unterarms drei Daumenbreit oberhalb der Handbeugefalte, und zwar zwischen dem langen Hohlhandmuskel (m. palmaris longus) und dem radialen Handbeugemuskel (m. flexor carpi radialis).
Der Punkt wird kräftig in Richtung Hand gedrückt, dreimal 10 Sekunden.

KS-6: Inneres Paßtor

»Inneres Paßtor« heißt der Energiepunkt Kreislauf/Sexualität 6, auf chinesisch: Neiguan (Nei-kuan). Wir finden ihn in der Mitte der Unterarminnenseite, in einer Vertiefung zwei Daumenbreit oberhalb der Handbeugefalte (zwischen den Sehnen des langen Hohlhandmuskels – m. palmaris longus – und des radialen Handbeugemuskels – m. flexor carpi radialis).
KS-6 ist der *Beruhigungspunkt* des Meridians »Meister des Herzens« und ein Schlüsselpunkt für den oberen Bauchraum, namentlich für den Magen.
Der Punkt wird kräftig handwärts gedrückt, dreimal 15 Sekunden.

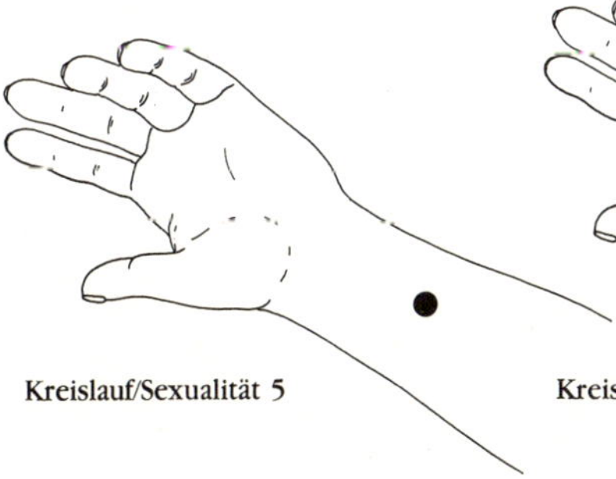

Kreislauf/Sexualität 5

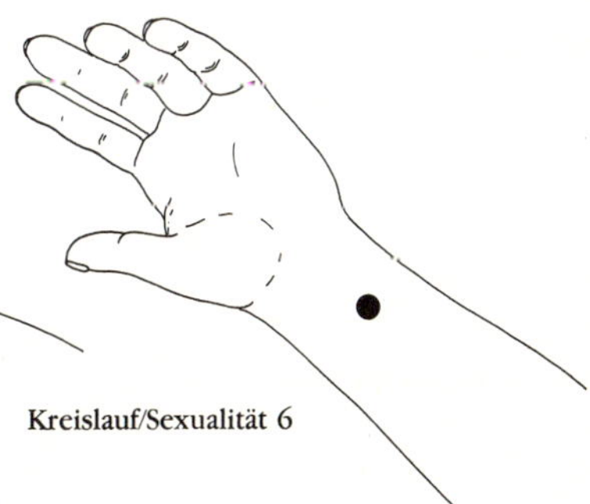

Kreislauf/Sexualität 6

KS-7: Großer Hügel

»Großer Hügel« heißt der Energiepunkt Kreislauf/Sexualität 7, auf chinesisch: Daling (Ta-ling). Wir finden ihn in der Mitte der Handbeugefalte zwischen den beiden großen Sehnen.
KS-7 ist der *Anregungspunkt* des Meridians »Meister des Herzens«.
Der Punkt in der Mitte der Handwurzel wird kräftig mittelfingerwärts gedrückt, dreimal 10 Sekunden.

KS-8: Mitte des Handtellers

»Mitte des Handtellers« heißt der Energiepunkt Kreislauf/Sexualität 8, auf chinesisch: Laogong (Lao-kung). Ein anderer Name für den Punkt ist »Palast der Strapazen« oder Zhangzhong (Chang-chung).
Wir finden den Punkt in der Mitte des Handtellers zwischen Zeigefinger und Mittelfinger. Wenn wir eine Faust bilden, berührt die Spitze des vollständig gebeugten Mittelfingers den gesuchten Punkt.
Er wird mit dem Daumen kräftig mittelfingerwärts gedrückt, dreimal 10 Sekunden.

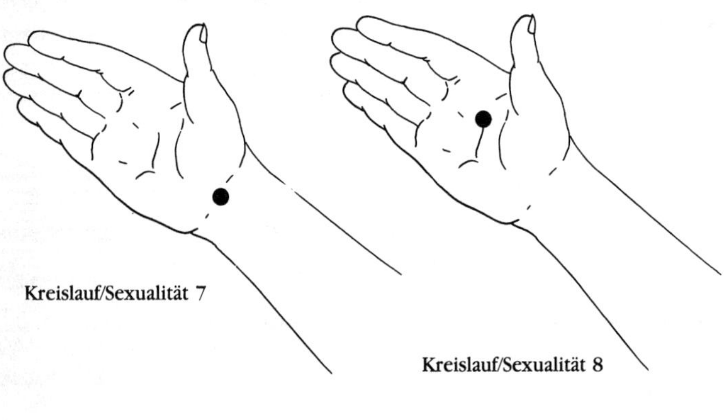

Kreislauf/Sexualität 7

Kreislauf/Sexualität 8

KS-9: Mittleres Troßgefolge

»Mittleres Troßgefolge« heißt der Energiepunkt Kreislauf/ Sexualität 9, auf chinesisch: Zhongchong (Chung-ch'ung). Wir finden ihn auf der Mittelfingerkuppe an der zeigefingerseitigen Nagelecke.
KS-9 ist ein *Harmonisierungspunkt* des Meridians »Meister des Herzens«.
Der Punkt wird quer in Richtung Ringfinger gedrückt (bei hohem Blutdruck nur sanft!), dreimal 10 Sekunden.

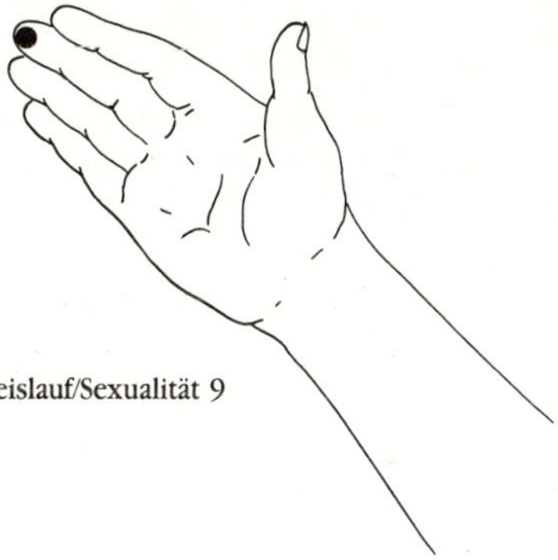

Kreislauf/Sexualität 9

6. Die verbindenden Wasserstraßen

Dreifacher Erwärmer (Meridian)

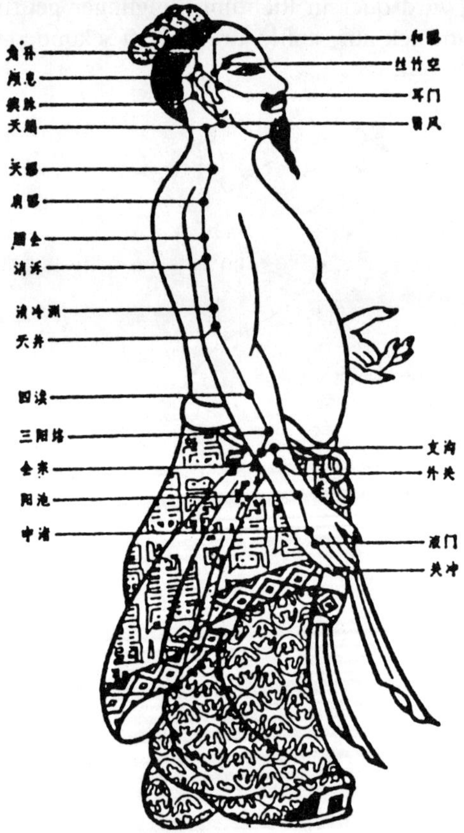

Der Meridian des Dreifachen Erwärmers beginnt an der äußeren Nagelecke des Ringfingers und zieht an der Außenseite des Arms entlang über Schulter und Hals bis zum Ohr, das er hinten umkreist. Er fließt dann über die Schläfe zum äußeren Augenwinkel und endet schließlich vor dem Ohr. Nicht weniger als 23 Energiepunkte liegen auf der Leitbahn. 10 davon befinden sich auf der Hand und auf dem Unterarm, bieten sich also für bequeme Heilbehandlung an.
Den Funktionskreis des Dreifachen Erwärmers nennen die Chinesen »Verbindende Wasserstraßen«.
Der Meridian des Dreifachen Erwärmers belebt die Funktionen der Lunge, des Verdauungstraktes und der Geschlechtsorgane und steuert den Energieausgleich zwischen oberer, mittlerer und unterer Körperregion, das heißt, zwischen Brustraum, Bauchraum und Unterleib.
○ Der Dreifache Erwärmer ist in unserem Organismus gleichsam »Maschinist« und »Mädchen für alles«. Ob wir an Ohrenschmerzen oder Schwerhörigkeit leiden, an Schluckauf oder Juckreiz, an Benommenheit oder Impotenz bzw. Frigidität, an Geistesabwesenheit oder Zugempfindlichkeit, eine Massage der Gesundheitspunkte des Dreifachen Erwärmers macht unter Umständen unsere Beschwerden erträglicher.
○ Für rheumatische Erkrankungen der Muskel, Gelenke und Nerven ist der Dreifache Erwärmer aber der Meistermeridian.
Mit den Punkten 11 bis 23 des Dreifachen Erwärmers (3E) beschäftigen wir uns nicht, denn sie liegen außerhalb des Bereichs Hand/Unterarm.
Das ABC der Heilanzeigen im Lexikonteil informiert im einzelnen über die Beschwerden und Störungen, die sich mittels der 3E-Punkte 1 bis 10 behandeln lassen.

3E-1: Straße der Paßsperre

»Straße der Paßsperre« heißt der Energiepunkt Dreifacher Erwärmer 1, auf chinesisch: Guanchong (Kuan-ch'ung). Wir finden ihn am äußeren Nagelwinkel des Ringfingers.
3E-1 ist ein *Harmonisierungspunkt* des Dreifachen Erwärmers.
Der Punkt wird kräftig in Richtung Handwurzel gedrückt, dreimal 10 Sekunden.

3E-2: Tor des Safts

»Tor des Safts« heißt der Energiepunkt Dreifacher Erwärmer 2, auf chinesisch: Yemen (Yeh-men). Wir finden ihn im Gewebe zwischen Ringfinger und kleinem Finger. Oder: Seitlich außen vom Gelenk zwischen Mittelhandknochen (des Ringfingers) und Ringfinger.
3E-2 ist der *Anregungspunkt* des Dreifachen Erwärmers.
Der Punkt wird kräftig in Richtung Handwurzel gedrückt, dreimal 10 Sekunden.

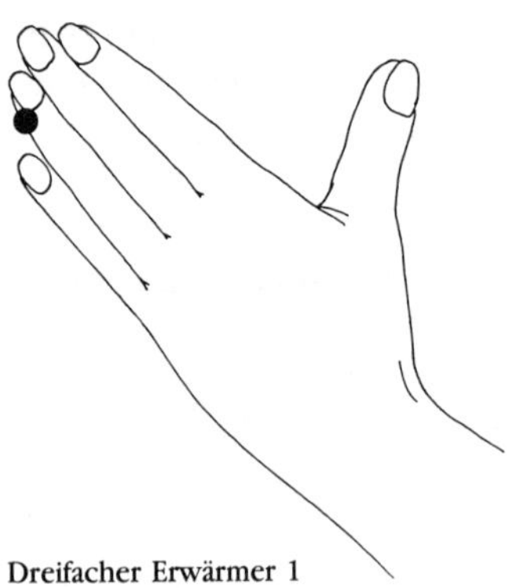

Dreifacher Erwärmer 1

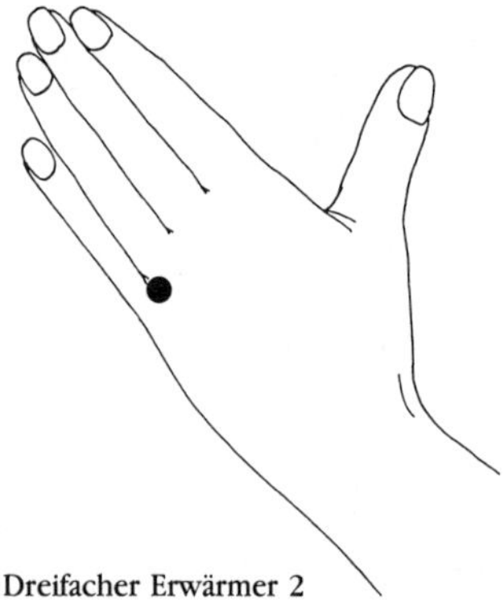

Dreifacher Erwärmer 2

3E-3: Mittlere Insel

»Mittlere Insel« heißt der Energiepunkt Dreifacher Erwärmer 3, auf chinesisch: Zhongzhu (Chung-chu). Wir finden ihn auf dem Handrücken, drei Querfinger hinter der Schwimmhaut des Ringfingers und des kleinen Fingers. Oder: Einen Daumenbreit oberhalb des Punktes 3E-2.
3E-3 ist der *Beruhigungspunkt* des Dreifachen Erwärmers.
Der Punkt wird kräftig in Richtung Ellenbogen gedrückt, dreimal 10 Sekunden.

3E-4: Sonnenteich

»Sonnenteich« heißt der Energiepunkt Dreifacher Erwärmer 4, auf chinesisch: Yangchi (Yang-ch'ih). Wir finden ihn in der Handrückenquerfalte in einer Vertiefung in der Verlängerung des Ringfingers.
Der Punkt wird kräftig in Richtung Ellenbogen gedrückt, dreimal 10 Sekunden.

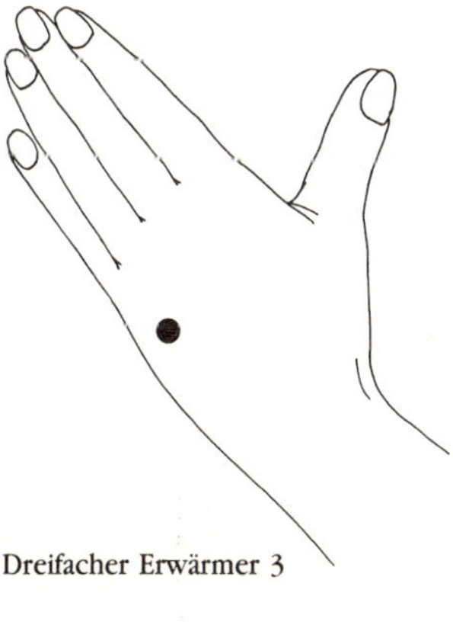

Dreifacher Erwärmer 3

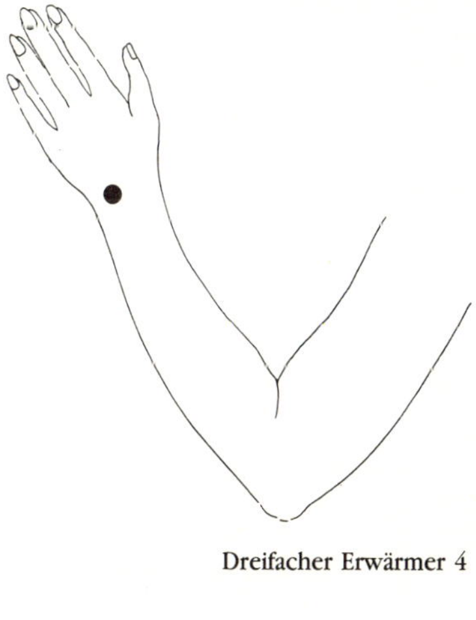

Dreifacher Erwärmer 4

3E-5: Äußeres Paßtor

»Äußeres Paßtor« heißt der Energiepunkt Dreifacher Erwärmer 5, auf chinesisch: Waiguan (Wai-kuan). Wir finden ihn zwei Daumenbreit oberhalb der Handrückenquerfalte zwischen den beiden Unterarmknochen Elle und Speiche, dem Neiguan (»Inneres Paßtor«) = KS-6 genau gegenüber.
Der Punkt 3E-5 wird kräftig in Richtung Ellenbogen gedrückt, dreimal 15 Sekunden.

3E-6: Seitlicher Abzugsgraben

»Seitlicher Abzugsgraben« heißt der Energiepunkt Dreifacher Erwärmer 6, auf chinesisch: Zhigou (Chih-kou). Sein zweiter Name lautet »Fliegender Tiger« oder Feihu (Fei-hu). Wir finden ihn drei Daumenbreit oberhalb der Handrückenquerfalte zwischen Elle und Speiche.
Der Punkt wird kräftig ellenbogenwärts gedrückt, dreimal 10 Sekunden.

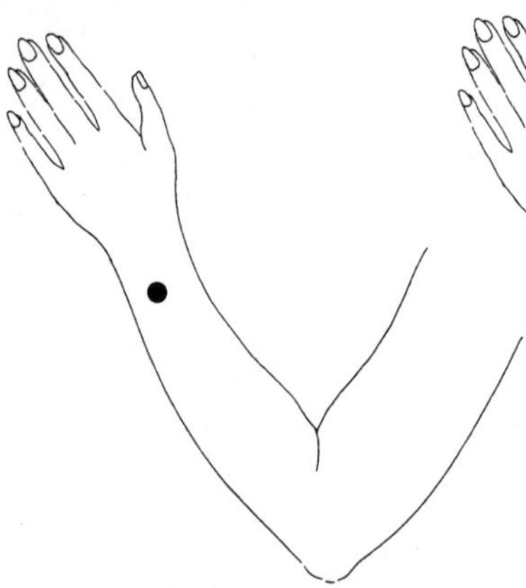
Dreifacher Erwärmer 5

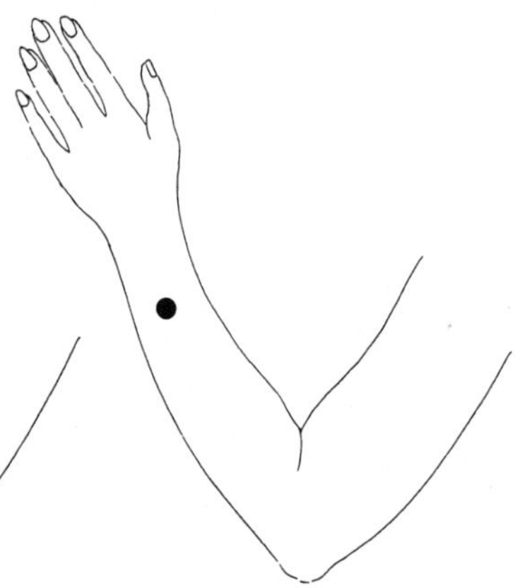
Dreifacher Erwärmer 6

3E-7: Versammelte Ahnen

»Versammelte Ahnen« heißt der Energiepunkt Dreifacher Erwärmer 7, auf chinesisch: Huizong (Hui-tsung). Wir finden ihn einen Fingerbreit neben 3E-6 zur Kleinfingerseite hin. Der Punkt wird kräftig ellenbogenwärts gedrückt, dreimal 10 Sekunden.

3E-8: Anknüpfungspunkt der drei Yang

»Anknüpfungspunkt der drei Yang« heißt der Energiepunkt Dreifacher Erwärmer 8, auf chinesisch: Sanyangluo (San-yang-luo). Ein anderer Name lautet »Verbindungspforte« oder Tongmen (T'ung-men). Wir finden ihn vier Daumenbreit oberhalb der Handrückenquerfalte zwischen Elle und Speiche.
Der Punkt wird kräftig ellenbogenwärts gedrückt, dreimal 10 Sekunden.

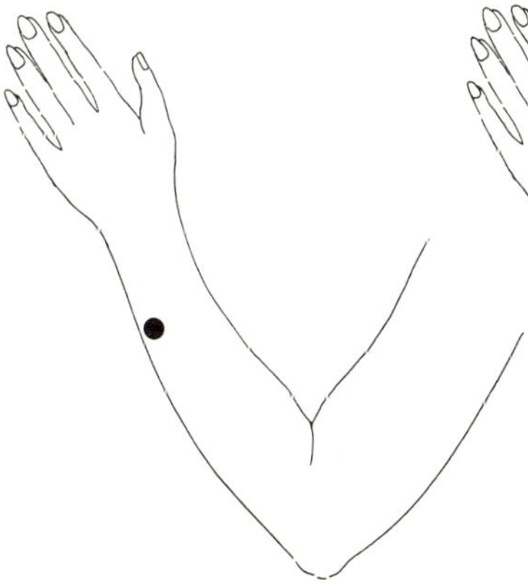

Dreifacher Erwärmer 7

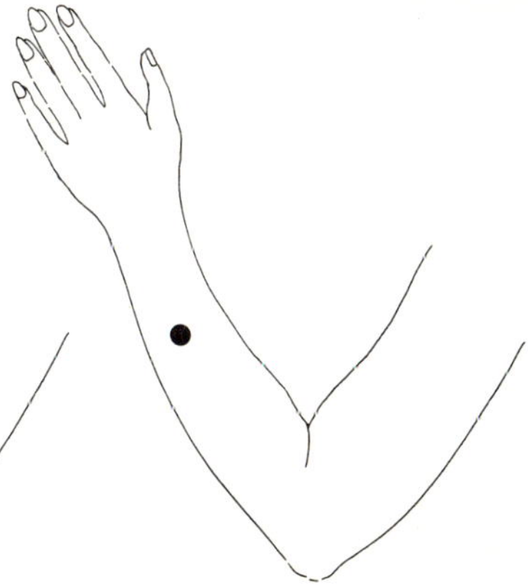

Dreifacher Erwärmer 8

3E-9: Vierter Abzugsgraben

»Vierter Abzugsgraben« heißt der Energiepunkt Dreifacher Erwärmer 9, auf chinesisch: Sidu (Szu-tu). Wir finden ihn fünf Daumenbreit oberhalb der Handrückenquerfalte zwischen Elle und Speiche.
Der Punkt wird kräftig ellenbogenwärts gedrückt, dreimal 10 Sekunden.

3E-10: Brunnen des Himmels

»Brunnen des Himmels« heißt der Energiepunkt Dreifacher Erwärmer 10, auf chinesisch: Tianjing (T'ien-ching). Wir finden ihn einen Daumenbreit oberhalb des Ellenbogenhökkers in einer Mulde.
Der Punkt wird kräftig armaufwärts gedrückt, dreimal 15 Sekunden.

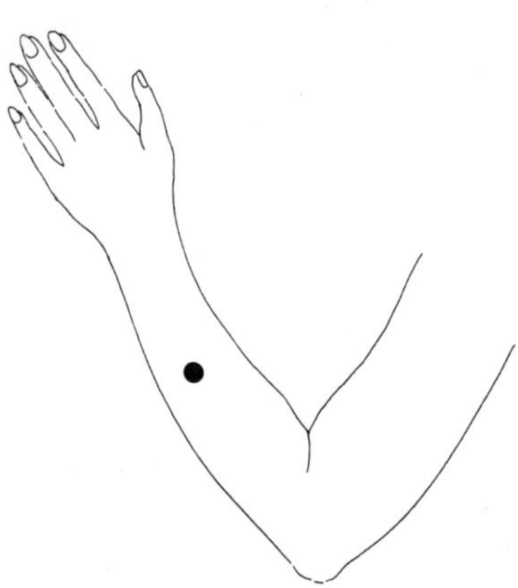

Dreifacher Erwärmer 9

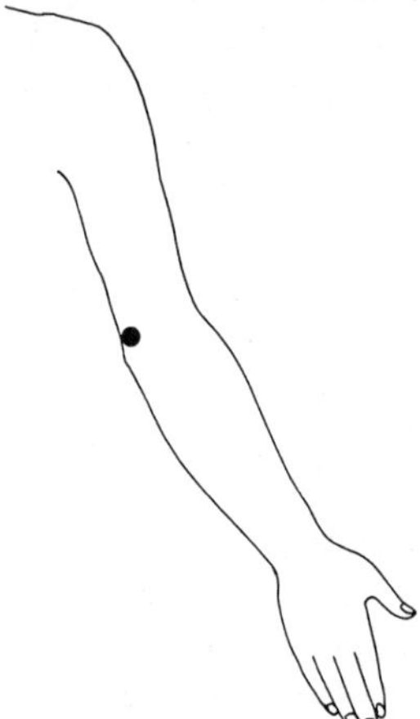

Dreifacher Erwärmer 10

7. Drei goldene Schlüssel

Punkte-Programm zur Vorbeugung

»Über einen Teppich betrittst du das Haus«, pflegen die Chinesen zu sagen. In der Akupressur betrachten sie die Haut als den Teppich, über den wir zum Gehirn, zur Seele, zu den Nerven und zu den Organen im Körperinneren gelangen.
Selbst wenn Sie diese oder jene der 50 in den Kapiteln 1 bis 6 beschriebenen und bebilderten Hautpunkte nur im Bedarfsfall pressen: drei Punkte sollten Sie tagtäglich – regelmäßig – zur Vorbeugung stimulieren. Wer den Druck der drei lebenswichtigen Hand-Punkte in sein Tagesprogramm einbaut wie das Zähneputzen oder andere Routineverrichtungen, begünstigt das harmonische Teamwork der Organsysteme, der Drüsengruppen, der Muskelorganisationen usw., das die Krankheit verhütet, die Gesundheit erhält, die Leistung steigert und das Leben verlängert. Alle drei Punkte helfen uns, die streßbedingten Zivilisationsgeißeln der psychosomatischen, neurovegetativen und degenerativen Krankheiten in Schach zu halten.
Die drei Hauptschalter der Hand im heilenden Netzwerk der die Bioenergie führenden Leitungen sind:
○ »Talvereinigung« (Di-4),
○ »Göttliches Tor« (H-7) und
○ »Inneres Paßtor« (KS-6).
Die Reichweite der drei Punkte ist nahezu unermeßlich:

Di-4/Talvereinigung (vergleiche Seite 28)
Das ist der Punkt der Punkte auf der Hand. Durch die Reizung des Energiepunktes Di-4 schützen sich die Chinesen unter anderem vor folgenden Gesundheitsstörungen:
Haut und Haare:
Schlaffe und welke Gesichtshaut, Hautausschläge, Hautaller-

gien, Nesselsucht, Hautjucken, Frostbeulen sowie seelisch und nervlich bedingter Haarausfall.
Muskeln, Skelett und Gelenke:
Gesichtsmuskelverspannung, Schiefhals, Nackensteife, Schulterschmerzen, Rückenschmerzen und Hexenschuß.
Sinnesorgane:
Trübsichtigkeit, ermüdete Augen, Schmerzen im Augapfel, Farbenblindheit, Bindehautentzündung sowie Schwerhörigkeit.
Atmungssystem:
Schnupfen, Heuschnupfen, Nasenbluten, Nasennebenhöhlenentzündung (Sinusitis), Husten, Halsweh, Würgegefühl in der Kehle und Asthma.
Verdauung und Stoffwechsel:
Zahnschmerzen (besonders im Unterkiefer), Mundschleimhautentzündung, Blähungen, Magenschmerzen und -krämpfe, Verstopfung, Durchfall, Übergewicht sowie Lebererkrankungen.
Herz, Kreislauf, Gefäße und Blut:
Herzjagen, hoher Blutdruck, eingeschlafene Arme oder Beine, Durchblutungsstörungen, Schwindelgefühl und Blutarmut.
Urogenitalsystem:
Vorzeitiger Samenerguß, Menstruationsschmerzen und Wechselbeschwerden.
Drüsen- und Lymphsystem:
Mandelentzündung und Schilddrüsenstörungen.
Infektionskrankheiten und Fieber:
Erkältung, grippale Infekte, Fieber, Schüttelfrost, Wechselfieber, Malaria sowie Windpocken.
Nervensystem und Gehirn:
Migräne, Kopfweh, Schulterneuralgie, Armneuralgie, Epilepsie, Gesichtszittern, Gesichtsnervlähmung, Halbseitenlähmung, Nervosität, vegetative Dystonie, Erschöpfung, Mattigkeit, Energiemangel und Überanstrengung.

Seele und Geist:
Frustration, Depression, Antriebsschwäche, Sprachhemmung, fixe Ideen, geistige Verwirrung, Schlafstörungen sowie Nikotinsucht.

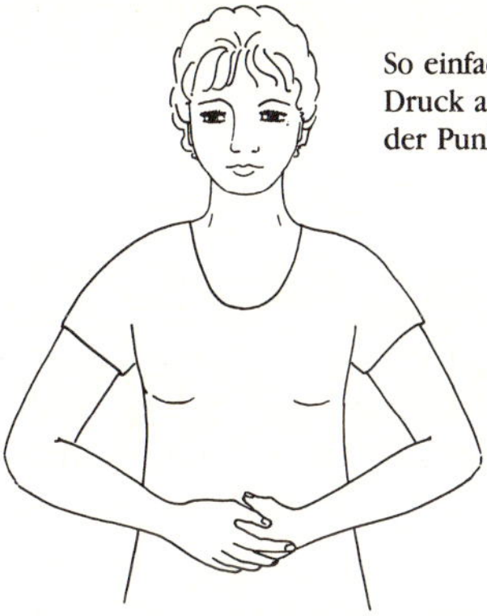

So einfach geht das: Druck auf den Punkt der Punkte

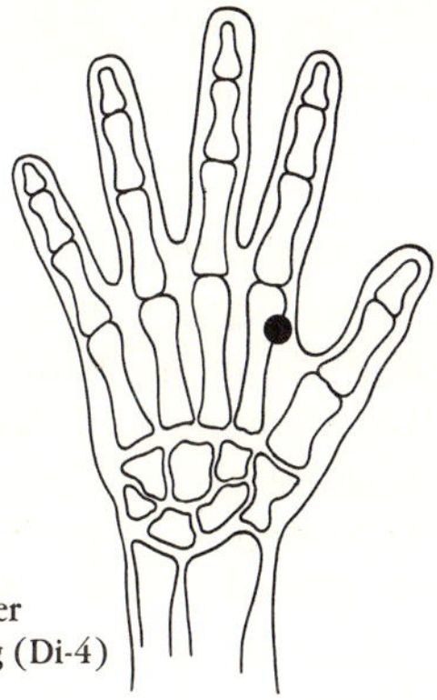

»Landkarte« der Talvereinigung (Di-4)

H-7/Göttliches Tor (vergleiche Seite 38)
Durch die Reizung des Energiepunktes H-7 erwehren sich die Chinesen unter anderem folgender Gesundheitsstörungen:
Haut und Haare:
Gerötetes Gesicht.
Muskeln, Skelett und Gelenke:
Handgelenksentzündung, Muskelschwund und Rheuma.
Atmungssystem:
Verstopfte Nase, Schnupfen, trockene Kehle, Stimmverlust und Kurzatmigkeit.
Verdauung und Stoffwechsel:
Appetitmangel, Schluckauf, Leibschmerzen und Verstopfung.

Herz, Kreislauf, Gefäße und Blut:
Herzjagen (Herzrhythmusstörungen), Herzneurose (Herzangst), Herzbeutelentzündung (Perikarditis), Schmerzen in der Brust, Angina pectoris, hoher Blutdruck, niedriger Blutdruck und kalte Hände.
Urogenitalsystem:
Unwillkürliches Harnlassen.
Drüsen- und Lymphsystem:
Angina sowie Kropf.
Infektionskrankheiten und Fieber:
Fieber, Schüttelfrost und Wechselfieber.
Nervensystem und Gehirn:
Neurologische Störungen, Neurasthenie, Zungen- und Kehlkopflähmung, Armneuralgie (Brachialgie), Epilepsie, vegetative Dystonie, Nervosität und Unruhe, Erregung, Bewußtlosigkeit, Konzentrationsschwäche und Gedächtnisschwund.
Seele und Geist:
Seelische Disharmonie, Reizbarkeit, Ängstlichkeit, Schreckhaftigkeit, Prüfungsangst, Lampenfieber, Stimmungsschwankung, Teilnahmslosigkeit, Verschlossenheit sowie Schlafstörungen.
Sonstiges:
Vorzeitiges Altern.

KS-6/Inneres Paßtor (vergleiche Seite 51)
Durch die Reizung des Energiepunktes KS-6 suchen die Chinesen unter anderem folgende Gesundheitsstörungen fernzuhalten:
Muskeln, Skelett und Gelenke:
Nackensteife, Oberarmschmerzen, Ellenbogenschmerzen, Handgelenkschmerzen, Armkrampf, Armgelenkentzündung sowie Rheuma.
Sinnesorgane:
Gerötete Augen sowie Ohrensausen und Schwerhörigkeit.

Atmungssystem:
Halsweh, Hustenreiz, Bronchialasthma, Zwerchfellkrämpfe.
Verdauung und Stoffwechsel:
Appetitmangel, Schluckauf, Sodbrennen, Übelkeit, Brechreiz, Erbrechen, Blähungen, Magenschleimhautentzündung (Gastritis), Magengeschwüre, Magenkrämpfe, Dickdarmbeschwerden, Übergewicht sowie Gelbsucht und Diabetes.
Herz, Kreislauf, Gefäße und Blut:
Herzstolpern, Herzschwäche, Kreislaufschwäche, niedriger Blutdruck, hoher Blutdruck, Schwindel, Angina pectoris und rheumatische Herzerkrankungen.
Urogenitalsystem:
Sexualstörungen.
Drüsen- und Lymphsystem:
Funktionsschwäche der Bauchspeicheldrüse, Achselhöhlenschwellung sowie Überfunktion der Schilddrüse.
Infektionskrankheiten und Fieber:
Erkältung, Fieber ohne Schweiß, Malaria und Wechselfieber.
Nervensystem und Gehirn:
Kopfschmerzen, Armneuralgie, Epilepsie, Seekrankheit, Ohnmachtsneigung, Gereiztheit, Erregung, Unruhe, vegetative Dystonie sowie Vergeßlichkeit.
Seele und Geist:
Ängstlichkeit, Verzagtheit, Ratlosigkeit, Entschlußlosigkeit, Konzentrationsschwäche, Depressionen, Schlafstörungen, Gemütsstörungen, Hysterie, Schock sowie Nikotinsucht.
Sonstiges:
Postoperative Schmerzen und Schmerzen aller Art.

Di-4, H-7 und KS-6 sind also drei goldene Schlüssel zur Gesunderhaltung und Langlebigkeit aus der orientalischen Schatzkammer der Hand-Akupressur. Die tägliche Pressur der drei Kardinalpunkte macht uns gewiß nicht unverwundbar, aber sie verteidigt uns standhaft an allen Fronten gesundheitlicher Bedrohung.

Zwischen-Spiel

Spielend fit

Chinas Schatzkugeln

Mit rollenden Kugeln auf der Hand hielten sich die Chinesen durch die Jahrhunderte »spielend« fit.
Das erstmals im 4. Jahrhundert vor Christus erwähnte Spiel, in der Volksrepublik China neu belebt, ist in den USA bereits ein Hit. Jetzt erobert es die Bundesrepublik Deutschland und das übrige Europa.
Die nach ihrem Herkunftsort benannten »Baoding«-Kugeln tragen zahlreiche Bezeichnungen: zum Beispiel Gesundheitskugeln, Qi-Gong-Kugeln (Qi Gong = Aktivierung der Lebenskraft), Schatzkugeln, Chinakugeln oder magische Kugeln. Sie sind – weil sie die Akupressurpunkte in der Handoberfläche stimulieren und den Energiefluß in den Meridianen aktivieren – auf allen Linien gesundheitsfördernd.

Einst und jetzt

Ursprünglich waren es große Wildwalnüsse, deren sich die Chinesen bei der Handübung des Kugeldrehens bedienten.
Nachdem die Technik der Eisenschmelze in China allgemein beherrscht wurde, konnte sich im 14. Jahrhundert die Handwerkskunst der Eisenkugelherstellung etablieren – im Dienst der Heilkunst.

Die Kugeln waren freilich nicht nur Trainingsgeräte für die Leibesertüchtigung. Sie dienten zudem als Kriegsgeräte und als Waffen zur Selbstverteidigung sowie als Instrumente bei Wettkämpfen und Geschicklichkeitsspielen. Wanderakrobaten bemächtigten sich ihrer, um das Publikum mit ihrer Kugelkunst zu begeistern.
Sogar als Kunstgegenstände und Liebhaberstücke wurden die Kugeln gesammelt, besonders seit gegen Ende der Ming-Dynastie (1368–1644) und zu Beginn der Qing-Dynastie (1644–1912) statt der massiven Kugeln hohle Eisenkugeln mit einem melodisch tönenden Federmechanismus im Innern gefertigt wurden.
Seither gibt es im Sinne der Harmonielehre von Yin (weibliche kosmische Kraft) und Yang (männliche kosmische Kraft) zwei Geschlechter von Kugeln. Die Yin-Kugel bringt einen höheren und die Yang-Kugel einen tieferen Klang hervor, wenn das Kugelpaar gedreht wird.
Die geschicktesten Kunsthandwerker wurden an den Kaiserhof gerufen, um für den Sohn des Himmels Gesundheitskugeln herzustellen. Die hoch in der kaiserlichen Gunst stehenden Kugeln waren selbst als Tributgaben im Kaiserpalast der Verbotenen Stadt willkommen. Überhaupt erhielten die kunstvoll gefertigten Kugeln mit ihren »magischen« Heilkräften in China den Charakter wertvoller Geschenkartikel.
In den geheimen kaiserlichen Annalen der Qing-Dynastie ist festgehalten: »Dem Kaiser Qian Long, der 60 Jahre über China herrschte, sind von seinem Lehrer Ji Xiao-lan die Kugeln als Mittel zur Gesundheitspflege empfohlen worden. Der Kaiser war der Empfehlung gefolgt mit dem Lohn, ein hohes Lebensalter von 86 Jahren zu gewinnen. Dabei war er äußerst vital, und er konnte sogar noch mit 70 Jahren auf die Jagd gehen. Sein Lehrer selbst trainierte zeitlebens mit den Kugeln und erreichte ebenso ein gesegnetes Alter von 84 Jahren.«
Heute praktizieren Millionen und aber Millionen Chinesen

das Kugelspiel, beim Spazierengehen oder beim Empfang von Gästen usw. Es ist im Reich der Mitte ein fixer Bestandteil der Körperpflege. Die Senioren Chinas überhaupt schwören auf die Kugeln, was dem traditionellen »Spielzeug« den Beinamen »Freude der Alten« eintrug.
Zahlreiche berühmte chinesische Künstler – Maler, Dichter, Schauspieler – sowie Spitzensportler – Turner, Tischtennisspieler usw. – glauben, ihre Schaffenskraft bzw. Höchstleistung nicht zuletzt dem Kugeldrehen zu verdanken. Weltklassesportler trainieren unentwegt mit den Kugeln, daheim ebenso wie vor und nach dem Wettkampf.

Technik

Wir nehmen die beiden Kugeln in eine Hand und bewegen sie kreisend in der Handinnenfläche herum. Wir stehen dabei mit aufrechtem Oberkörper und erhobenem Kopf, unser Gewicht ruht gleichmäßig auf beiden Füßen. Der Arm bleibt reglos, die Schulter ist gesenkt und entspannt. Den Unterarm und die Handfläche halten wir waagrecht. Die Impulse zur gleichmäßigen Bewegung der Kugeln gehen einzig und allein von den Fingern und den Handflächenmuskeln aus.
Wir lassen die beiden Kugeln zuerst in der rechten Hand und dann in der linken Hand rotieren, sowohl im Uhrzeigersinn als auch gegen den Uhrzeigersinn.
Zu unterscheiden ist das *Reibungsdrehen* und das *Zentrifugaldrehen*. Beim Reibungsdrehen berühren die rotierenden Kugeln einander. Sie stoßen und reiben aneinander. Beim Zentrifugaldrehen jedoch – das Anfängern wohl kaum gelingt – rotieren die Kugeln kontaktlos, das heißt, voneinander getrennt. Meister schaffen eine Entfernung von zwei Fingerbreiten zwischen den beiden Kugeln.
Geübte bringen 100 Kugeldrehungen pro Minute zuwege. Der chinesische Rekordhalter meistert deren 201.

Könnern stehen zahlreiche Spielweisen offen. Sie können gleichzeitig je zwei Kugeln in jeder Hand drehen, entweder in der gleichen oder in der entgegengesetzten Richtung.
Oder sie können mit drei, ja vier Kugeln in einer Hand arbeiten. Der chinesische Meister jongliert gar fünf Kugeln in einer Hand.
Der Gipfel der Kunst ist es, die Kugeln springen zu lassen. Champions beherrschen den Kugelsprung nach innen und nach außen.

Programm

In Spitälern wird in China zu therapeutischen Zwecken eine halbe bis eine Stunde täglich mit den Kugeln geübt.
Das wäre für uns ein ideales Trainingsprogramm, wenn wir die Zeit dafür aufbringen können: eine halbe Stunde morgens, eine halbe Stunde abends, nach und nach die Rotierungsgeschwindigkeit steigernd. Alle fünf Minuten wechseln wir die Drehrichtung und alle zehn Minuten die Hand. Locker bleiben!
Als Minimalprogramm des Kugeldrehens zur Körperertüchtigung können wir gelten lassen: fünf Minuten jeden Morgen oder je drei Minuten morgens und abends.
Das ist eine billige Methode der Gesunderhaltung und der Krankheitsüberwindung.

Typen

Es gibt Chinakugeln aus Metall, aus Jade, aus Marmor, aus Stein oder aus Holz. Die populärsten sind aus Gußeisen oder Stahl, die schönsten sind aus Jade.
Im Handel sind drei Größen: Die große ist 530 g schwer und hat einen Durchmesser von 55 mm, die mittlere wiegt 430 g

und hat einen Durchmesser von 50 mm, und die kleine wiegt 330 g und hat einen Durchmesser von 45 mm. Für Kinder gibt es eine Sondergröße mit einem Gewicht von 250 g und einem Durchmesser von 40 mm.
Ihre Kugelwahl sollten Sie in erster Linie von der Größe Ihres Handtellers abhängig machen. Anfänger tun sich mit kleinen und leichten Kugeln natürlich leichter. Die Kugeln sind allerdings um so wirkungsvoller, je größer und schwerer sie sind.
Wenn Sie sich aber keine Chinakugeln anschaffen wollen – zur Not tun es Kastanien, Nüsse, Murmeln, Kieselsteine oder kleine Gummibälle.

Wirkung

Eine mehrhundertjährige Erfahrung überzeugte die Chinesen, daß das Kugeldrehen nicht nur die Gelenke und Muskeln der Hände und Arme biegsam bzw. geschmeidig macht. Das allein ist aber schon viel wert, und die Chinesen nützen daher die Handübung mit Erfolg zur Bekämpfung von kalten und »tauben« Händen, von Lähmung und Arthritis des Handgelenks und des Schultergelenks oder von Händezittern.
Die Chinesen erlebten die stärkende Kraft der in der Hand rollenden Kugeln jedoch noch bei zahlreichen anderen Beschwerden. Die Gesundheits- und Stärkungsübung aus Baoding in der nordchinesischen Provinz Hebei entspannt die Muskeln, regt den Kreislauf und die Verdauung an, hilft bei Augenkrankheiten und Sehschwäche, ebenso bei Halsweh. Sie erzielt Erfolge gegen Rheuma und zu hohen oder zu niedrigen Blutdruck. Sie hebt die Leistungsfähigkeit an und schiebt den Alterungsprozeß hinaus. Gleichzeitig hat sie einen wohltuenden Einfluß auf Geist und Seele: sie reguliert das Zentralnervensystem und das vegetative Nervensystem, macht den Menschen gelassener, ausgeglichener und gefe-

stigter, verscheucht Sorgen, baut Aggressionsgefühle ab, besänftigt erregtes Temperament, vervollkommnet die Selbstbeherrschung und schärft den Geist. In der Tat: Kugeldrehen verbessert das Gedächtnis und erhöht die Konzentrationsfähigkeit.

Bilden sich die Chinesen das alles nur ein? Mittlerweile befaßt sich in China längst die moderne naturwissenschaftliche Medizin mit den Baoding-Kugeln. Untersuchungen bestätigen im großen und ganzen die aus der Erfahrungsheilkunde bekannten Heilwirkungen.

Chefarzt Professor Dr. Huang Mei-guang zum Beispiel ließ Patienten mit hohem Blutdruck, die über Kopfschmerzen, Schwindelgefühl und Schlaflosigkeit klagten, unter ärztlicher Anleitung drei Monate tagtäglich eine halbe bis eine Stunde mit den Kugeln üben.

Das Resultat: der systolische Blutdruck fiel im Durchschnitt von 153,4 mm Hg auf 133,0 und der diastolische von 92,0 mm Hg auf 82,8. Die Kopfschmerzen und der Schwindel besserten sich, und der Nachtschlaf verlängerte und vertiefte sich. Der überwiegende Teil der Patienten konnte fortan völlig auf Medikamente verzichten.

Professor Huang wies ferner wissenschaftlich nach, daß nach dreimonatiger Übung (eine Stunde täglich) im Schnitt die Greifkraft der Hand links um 3,7 Kilo und rechts um 4,9 Kilo zunimmt und daß die Durchblutung der Wirbelsäule und der Schultergelenke entscheidend begünstigt wird. Ebenso konnte der Sportmediziner im Hospital Nr. 301 in Peking experimentell beweisen, daß die Gedächtnisleistung und die Gehirnreaktion vom Kugeldrehen profitieren.

Professor Huang faßt seine bisherigen Untersuchungen wie folgt zusammen: »Das Training mit den Gesundheitskugeln ist eine einfache, leicht auszuübende und therapeutisch sehr wirksame Methode. Es führt zu einer allgemeinen Stärkung vieler Körperfunktionen und zur Vorbeugung, Linderung und auch Heilung vieler chronischer Krankheiten.«

»Gescheit und geschickt sind ein Paar Schuhe«, sagt ein chinesisches Sprichwort, das Naturwissenschaftler heute bestätigen. Japanische Forscher, die die Beziehungen zwischen Gehirn und Hand erkunden, kamen zu dem verblüffenden Ergebnis, daß das Training der Fingerfertigkeit eines Kindes auch die geistige Entwicklung und die Intelligenz fördert.

Theorie

Die gewichtigste Erklärung für die therapeutischen Wirkungen des Kugeldrehens ist aus chinesischer Sicht die, daß die Übung die zahlreichen Akupressurpunkte in der Handoberfläche (speziell auf der Handinnenseite sind, wie wir wissen, die Meridiane des Herzens, der Lunge und des Meisters des Herzens lokalisiert) aktiviert und die Lebenskanäle (Meridiane) durchgängig macht, so daß die Energie ungehindert fließen kann.
Der Herzmeridian im besonderen steht bekanntlich in funktioneller Beziehung zu Seele, Gemüt, Gehirn, Geist, Bewußtsein, Verstand und Gedächtnis.
Mit anderen Worten: Bei beharrlicher Praxis befreit das Kugeldrehen das Energiepotential unseres Körpers, was uns prickelnde Frische und Vitalität verleiht.

Eine Erweiterung der Begründung der Wirksamkeit der Chinakugeln erlauben die nachfolgend im zweiten Teil dargestellten Handreflexzonen, die durch die in der Hand bewegten Kugeln massiert werden. Die Kugelmassage verbessert demnach die Funktionstüchtigkeit namentlich der Wirbelsäule, des Nackens, des Schultergelenks, der Augen, der Ohren, der Lunge, der Bronchien, des Zwerchfells, der Verdauungswege, der Leber, der Gallenblase, des Herzens, der Nieren, der harnableitenden Organe, der innersekretori-

schen Drüsen, des Lymphsystems, des Gehirns und des Sonnengeflechts.
Das heißt: Nicht nur im Sinne der alten östlichen Akupressur, sondern ebenso im Sinne der modernen westlichen Reflexologie ist das Hantieren mit den Chinakugeln ein treffliches Spiel der Gesundheitspflege, das die Körperfunktionen normalisiert, das Körperbewußtsein intensiviert, Schmerzen lindert, Heilungsprozesse unterstützt, den Entgiftungsprozeß beschleunigt, nervlich-seelisch entspannt und allgemein harmonisiert.

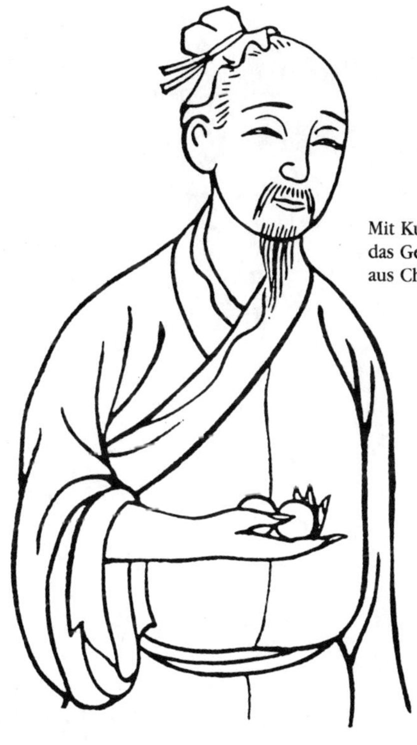

Mit Kugeln hantieren – das Gesundheitsspiel aus China

Zweiter Teil

Hand-Reflexzonenmassage

Die Reflexzonenmassage ist im Gegensatz zur uralten östlichen Heilweise der Akupressur eine moderne westliche Therapie. Ihr Vater ist der amerikanische Hals-Nasen-Ohren-Arzt Dr. Henry Fitzgerald (1872–1942).
Seine Zimmervermieterin in Wien, wo er um die Jahrhundertwende zwei Jahre Assistent der berühmten Professoren Politzer und Chiari an der HNO-Klinik des Allgemeinen Krankenhauses gewesen ist, soll ihn auf das Phänomen Reflexzonen aufmerksam gemacht und zu seinen Forschungen angeregt haben.
Nach einer anderen Darstellung gaben eigene Beobachtungen den Anstoß zur Erkundung der Reflexzonen, die Beobachtungen nämlich, daß Patienten bei kleineren chirurgischen Eingriffen kaum Schmerzen verspürten, wenn sie ihre Finger gegen die Armlehne des Operationsstuhls preßten.
Die dritte Variante besagt, daß die Indianertradition, die bis heute in den Reservaten praktiziert wird, Dr. Fitzgerald den Gedanken eingab, die reflexbedingten Zusammenhänge im Körper zu untersuchen.

Vorgeschichte

Formen einer Reflexzonentherapie sind jedenfalls seit Jahrtausenden bekannt, im Osten wie im Westen: zum Beispiel bei den Heilern Chinas, Tibets und Indiens sowie bei den Medizinmännern zahlreicher Indianerstämme. Die alten Römer bedienten sich schon der Reflexzonenmassage, und in Mitteleuropa wurde sie jahrhundertelang als medizinisches Volksgut überliefert.
In Leipzig veröffentlichte um 1600 der Arzt Dr. Ball eine wissenschaftliche Schrift über die Schmerzstillung und die Behandlung innerer Organe durch die Druckmassage organferner Punkte. Er führte das Beispiel des einfallsreichen Florentiner Bildhauers und Goldschmieds Benvenuto Cellini

(1500–1571) an, der sich durch Druck auf Hände und Finger sowie Füße und Zehen von starken Körperschmerzen befreien ließ.
Im 19. Jahrhundert nahm der 20. amerikanische Präsident, James Abram Garfield (1831–1881), Zuflucht zur Reflexzonenmassage, nachdem ihm alle Schmerzmittel nicht geholfen hatten, die Verwundungsschmerzen nach dem Pistolenattentat im Sommer 1881 zu ertragen. Die Fußmassage brachte ihm in der Tat Schmerzerleichterung.

Geschichte

Ob Dr. Henry Fitzgerald durch einen Tip seiner Wiener Zimmerwirtin oder durch die Überlieferung indianischer Volksmedizin inspiriert wurde, ist für die Entwicklung der modernen Reflexzonentherapie letzten Endes einerlei. Die Entdeckung, daß es zwischen bestimmten Zonen der Hand oder des Fußes und den ihnen zugeordneten Organen des Körpers Wechselwirkungen gibt, und daß durch die Druckmassage jener Zonen Schmerzen gelindert und die Funktion von Organen verbessert werden können, trieb den amerikanischen Facharzt jedenfalls an, die sogenannten reflektorischen Zonen systematisch zu erforschen.
Er fand dabei heraus, daß den Körper vom Scheitel bis zur Sohle zehn unsichtbare Ströme durchlaufen, zehn Längszonen, fünf auf jeder Körperseite, die sich vom Kopf bis zu den Zehen und den Fingern erstrecken. Jede der jeweils von den zehn Fingern und den zehn Zehen ausgehenden Zonen, die den Körper durchschneiden, bildet ein geschlossenes Ganzes: das heißt, alle in einer Zone liegenden Körperteile stehen untereinander in Wechselbeziehung.
In einer der Reflexzonen der Hand oder des Fußes ist also jeder Körperteil zu erreichen.
Dr. Fitzgerald – er war damals Leiter der Nasen- und Halsab-

teilung im St. Francis Hospital in Connecticut – stellte 1913 sein Konzept und das einfache Schema der Reflexzonentherapie der medizinischen Wissenschaft und der amerikanischen Öffentlichkeit vor.

1917 veröffentlichte Dr. Henry Fitzgerald gemeinsam mit Dr. Edwin Bowers das Buch »Zone Therapy« (Zonentherapie) mit dem bezeichnenden Untertitel »Schmerzbefreiung zu Hause«.

Um die Kollegen von der Zonentherapie zu überzeugen, pflegten Dr. Fitzgerald und Dr. Bowers Ärzten eine Nadel ins Gesicht zu stechen, nachdem sie durch festen Händedruck die betroffene Gesichtspartie schmerzunempfindlich gemacht hatten. Bei so buchstäblich stichhaltigen Beweisen ist es wohl kein Wunder, daß die neue Druckmassage in der Ärzteschaft zahlreiche Anhänger fand, die ihrerseits in ihrer Praxis Erfahrungen sammelten und die Reflexzonentherapie erprobten und ergänzten.

Besonders Dr. Joseph Selbey Riley bereicherte die verblüffende Heilweise mit neuen Erkenntnissen (1919: »Zone Therapy Simplified«).

Frau Eunice D. Ingham, eine begabte Masseurin, die jahrelang in der Praxis von Dr. Riley gewirkt hatte, war es aber, die nach 1930 eine erfolgreiche Massagetechnik der Fuß-Reflexzonenbehandlung erarbeitete und gleichsam eine anatomische »Landkarte« des Körpers auf die Füße projizierte. Sie ist im Grunde die Schöpferin der Fuß-Reflexzonentherapie, die bald – nachdem die Praktikerin 1938 ihr erstes Buch »Stories the Feet Can Tell« (»Geschichten, die die Füße erzählen können«) veröffentlicht hatte – von den USA aus ihren Siegeszug um die Welt antrat.

Ergänzend mit der Reflexzonentherapie der Hand beschäftigten sich Mildred Carter (1981: »Key to Perfect Health« – »Schlüssel zur vollkommenen Gesundheit«) und Kevin und Barbara Kunz (1984: »Hand and Foot Reflexology« – »Hand- und Fuß-Reflexzonenmassage«).

Im deutschsprachigen und darüber hinaus im europäischen Raum gilt die deutsche Heilpraktikerin Hanne Marquardt, eine Schülerin von Eunice Ingham, als die Pionierin der Reflexzonenmassage.
Vergessen wir aber nicht: die junge Reflexzonentherapie ist im Grunde uralt. Schon die Urmenschen praktizierten sie. Mildred Carter: »Die Menschen früherer Zeiten durchstreiften die Ebenen und Wälder, sie traten auf scharfkantige Dinge, die sich ihnen in die Füße drückten und so die winzigen Reflexpunkte anregten, – eine natürliche Massage. Diese elektrischen ›Schocks‹ regten wiederum die mit den betreffenden Punkten des Fußes korrespondierenden Körperteile an . . .«
Neben den Füßen und den Händen weisen gleichfalls die Augen, die Ohren, die Lippen, die Zunge, der Gaumen und die Nase Reflexzonen auf. Wir konzentrieren uns aber ausschließlich auf die Handreflexzonen. Die Hand ist ein höchst empfindlicher Bezirk, und sie ist für die Eigenbehandlung am leichtesten zugänglich.

Grundlage

Der Mensch in der Hand! Das ist die Grundlage der Hand-Reflexzonentherapie. In der Hand ist gleichsam der ganze Mensch verkleinert abgebildet, der Mensch als Körper-Geist-Seele-Einheit. Im Spiegelbild Hand finden wir also alle Organe, Drüsen, Glieder, Muskeln, Nerven, kurzum jeden Körperteil und jedes Körpersystem.
Wer die »Landkarte« der Hand lesen lernt und die entsprechende Zone massiert, kann zum Beispiel ein gestörtes Organ fernbehandeln. Denn der Reiz (Druck) eines Handareals bewirkt aufgrund der reflektorischen Koppelung eine Entspannung und Normalisierung der Funktion des korrespondierenden Organs oder Körperregimes.

Umgekehrt kann ein Schmerzgefühl in einer massierten Reflexzone darauf hinweisen, daß das zugehörige Organ funktionell geschwächt ist. Die Hände verraten also den Gesundheitszustand eines Menschen.
Paarig angeordnete Organe (wie Lungenflügel oder Nieren) haben naturgemäß Entsprechungen auf beiden Händen, während Einzelorgane (wie Herz oder Leber) nur auf der linken oder nur auf der rechten Hand eine Entsprechung haben – gemäß der Anatomie. Für das Herz beispielsweise, das sich in der linken Körperhälfte befindet, ist die linke Hand, und für die Leber, die sich in der rechten Körperhälfte befindet, die rechte Hand zuständig.
Bei mit dem Gehirn und dem Zentralnervensystem zusammenhängenden Gesundheitsproblemen (Schlaganfall, Lähmung etc.) müssen wir berücksichtigen, daß die rechte Gehirnhälfte die linke Körperhälfte und die linke Gehirnhälfte die rechte Körperhälfte kontrolliert. Eine rechtsseitige Lähmung beispielsweise ist also auf der linken Hand zu behandeln.
Weil sich die inneren Organe in unserem Körper zum Teil überlappen, überschneiden und überlagern, überlagern sich die entsprechenden Bezugszonen auf der Hand ebenso.
Wie und warum die Reflexzonentherapie funktioniert, ist (noch) nicht genau geklärt. Fest steht aber, daß sie funktioniert. Über die Zusammenhänge gibt es aber eine Reihe von wissenschaftlichen Theorien, die Nervenbahnen, Energiewege (wie in der Akupressur) oder Blutkreislauf zur Erklärung heranziehen.
Die Gründerin der Fuß-Reflexzonenmassage, Eunice Ingham, vertrat die Theorie der kristallinen Ablagerung: An den empfindlichen Nervenendigungen lagern sich kristalline Schlakken (Harnsäure- und Kalziumkristalle) ab, die den Nerv »verstopfen«, so daß die Drüsen und Organe in ihrer Tätigkeit gehemmt werden. Die Reflexzonenmassage aber löst – der Interpretation Inghams zufolge – die Kristalle der Abfall-

produkte und Gifte an den Nervenendigungen auf, so daß sie ausgeschieden werden können.
So oder so – die Hand-Reflexzonenmassage ist ein Schlüssel zu unserem Körpersystem.

Technik

Machen Sie es sich bequem, entspannen Sie sich, nehmen Sie eine gelöste, lockere Haltung ein!
Wir brauchen zur Reflexzonenmassage nur unsere Fingerspitzen – und Fingerspitzengefühl. Bevorzugtes Werkzeug ist der Daumen. Wir legen die Kuppe des ausgestreckten Daumens bzw. Fingers an die Reflexzone. Indem wir Daumen oder Finger abwechselnd langsam beugen (im vorderen Gelenk) und strecken, erzeugen wir einen rhythmisch an- und abschwellenden Druck auf das Unterhautzellgewebe, das wir leicht durchkneten. Während der wellenförmigen Massagebewegung wandert der Daumen bzw. Finger über das Areal des Reflexes. Beim Druck sollen wir die Knochen unter dem Fleisch spüren. Um den nötigen Tiefendruck zu gewährleisten, muß die zu behandelnde Hand abgestützt werden. Beim Drücken atmen wir ein, beim Lockern aus.
Öle oder Salben verwenden wir keine.
Wir drücken im allgemeinen 15 bis 30 Sekunden lang auf eine Zone. Insgesamt arbeiten wir die Hände täglich einmal zehn Minuten oder zweimal fünf Minuten zur Mobilisierung der körpereigenen Heilkräfte durch.
Bei akuten Schmerzen (Zahnweh, Hexenschuß, Koliken) empfiehlt sich ein »Sedierungsdruck«, das heißt, ein gleichmäßiger, bis drei Minuten andauernder Druck.

1. Lastträger und Gehilfen

Reflexzonen: Stütz- und Bewegungsapparat

Die Wirbelsäule, das Skelett mit den Gelenken und die Muskeln werden in der Medizin Stütz- und Bewegungsapparat genannt.

Wirbelsäule
Die Wirbelsäule ist als Rückgrat die Hauptstütze des Körpers. Sie ist der Lastträger des Schädels und des Rumpfes. Die biegsame und federnde, Schädel und Rumpf unterstützende und abpolsternde Säule besteht aus 33 aufeinandergestapelten Knochen, sprich Wirbeln, zwischen denen die schlag- und stoßdämpfenden Bandscheiben liegen.
Gegliedert ist die doppelt s-förmige Wirbelsäule in fünf Abschnitte: in die sieben Halswirbel (die die Beweglichkeit des Kopfes ermöglichen), die zwölf Brustwirbel, an denen die Rippen befestigt sind, die fünf Lendenwirbel, die fünf Kreuzbeinwirbel (Sakralwirbel), die beim Erwachsenen zum Kreuzbein, einem dreieckigen Knochen, verschmolzen sind, und schließlich die vier verkümmerten Steißbeinwirbel, die zum Block des Steißbeins zusammengewachsen sind.
Die Wirbelsäule ist hohl: sie bildet also eine Röhre, den Wirbelkanal, der das Rückenmark birgt, das mit dem Gehirn verbunden ist. Das in der Wirbelsäule geschützt eingebettete Rückenmark, empfindliche Hauptschaltstelle des Zentralen Nervensystems, weist mit über zehn Milliarden Nervenzellen rund die Hälfte aller Nervenzellen des Körpers auf. Die Rückenmarksnerven übermitteln Informationen vom Gehirn an die Organe und von den Organen an das Gehirn.
Die Rippen umschließen den Brustkorb, in dem sich Herz und Lunge befinden.

Arme und Beine

Der Schultergürtel verbindet die Arme und der Beckengürtel die Beine mit der Wirbelsäule.

Die Arme: Das Schultergelenk, ein Kugelgelenk, verbindet die Arme mit dem Rumpf, das Ellenbogengelenk den Oberarm mit dem Unterarm, und das aus acht Knochen bestehende Handgelenk erlaubt die Bewegung der Hand in alle Richtungen. Der Oberarm besteht aus einem einzigen Knochen, der Unterarm aus zwei (Elle und Speiche).

Die Beine: Die Hüfte, ein Kugelgelenk, verbindet die Beine und das Gesäß mit dem Rumpf. Die Gelenke der Beine sind die Knie und die Knöchel. Der Oberschenkel besteht nur aus einem Knochen, der Unterschenkel aus zwei (Schienbein und Wadenbein).

Vom Beckengürtel in die unteren Gliedmaßen verläuft der Ischiasnerv, der mächtigste Nerv unseres Körpers.

Die Bewegungen der Knochenelemente unseres Körpergerüstes werden aber erst durch die Muskeln und Sehnen ermöglicht.

Der gesamte, hier nur skizzierte Stütz- und Bewegungsapparat hat seine Reflexe auf der Hand.

Die *Heilhilfen,* die die Handreflexe der Wirbelsäule, des Nackens, der Schultern, der Arme, der Hüfte und der Beine bieten, finden Sie im Lexikonteil des Buches aufgelistet.

Im Rahmen der anschließenden Darstellung der Reflexzonen des Stütz- und Bewegungsapparates heben wir nur deren Hauptwirkungen hervor.

Wirbelsäulenreflex

Die Reflexzone der Wirbelsäule findet sich auf beiden Händen. Sie erstreckt sich über die Außenkante des Daumens bis zum Handgelenk, beginnend mit der Halswirbelsäulenzone am Rand der Daumenbeere und endend mit der Kreuzbein- sowie der Steißbeinzone an der daumenseitigen Handkante im Bereich des Handgelenksrandes.

Hauptwirkungen:

○ Die Massage des Wirbelsäulenreflexes hat alles in allem eine entspannende und gesamtordnende Wirkung. Sie steigert die Beweglichkeit. Sie erhält die Elastizität und die vom Kalenderalter unabhängige Jugendlichkeit. Sie mindert die Krankheitsanfälligkeit, verbessert die Kondition und baut nervliche Stabilität auf.

○ Bei allen direkt mit der Wirbelsäule, dem Skelett, den Gelenken und den Muskeln zusammenhängenden Beschwerden ist die Wirbelsäulenreflexmassage hilfreich.

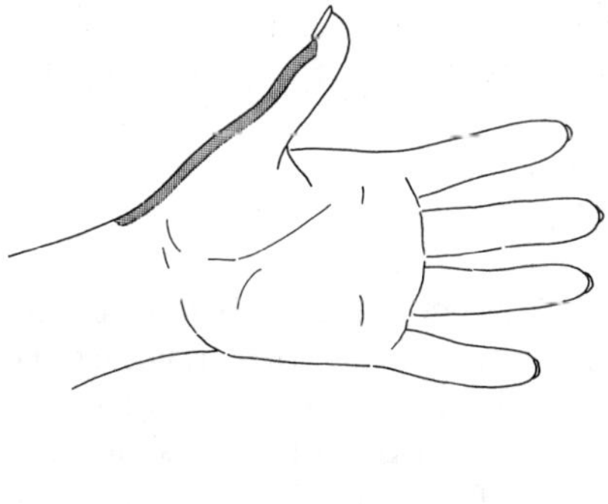

Nackenreflex

Die Reflexzone des Nackens findet sich auf beiden Händen, und zwar in der Handfläche unterhalb des ersten Daumengliedes.

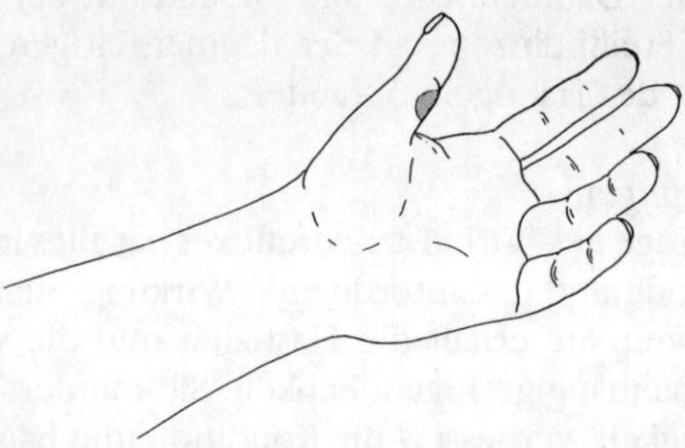

Hauptwirkungen:

○ Die Massage des Nackenreflexes hilft bei allen psychosomatischen Belastungen, denn die »Angst sitzt im Nacken«, der durch dauernde Spannung zum Panzer wird.

○ In erster Linie ist der Nackenreflex zuständig für Nackenschmerzen bzw. -verspannung, Halswirbelsäulensyndrom, Schulterverspannung, Lähmungen, Armschmerzen und Steißbeinschmerzen.

Schulterreflex

Die Reflexzone des Schultergürtels mit dem Schultergelenk finden wir auf beiden Händen bzw. Handflächen. Sie verläuft unter den Ballen der vier Finger. Die des Schultergelenks im besonderen beginnt an der Falte zwischen dem Ringfinger und dem kleinen Finger und zieht unter dem Ballen des kleinen Fingers bis zur Handkante.

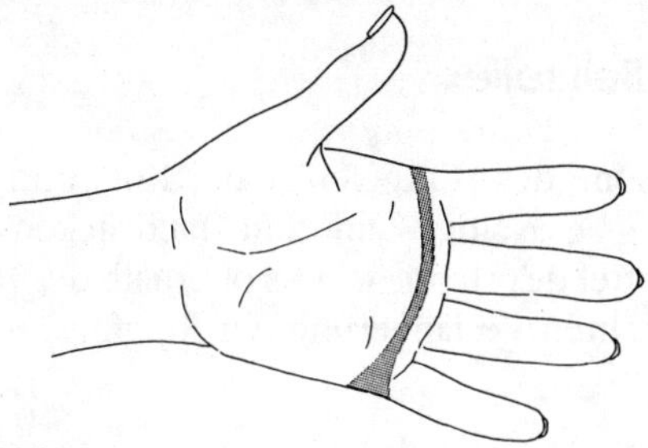

Hauptwirkungen:

○ Der Schulterreflex dient besonders der Behandlung von Schulterschmerzen, Schulterarthritis, Bursitis (Schleimbeutelentzündung) an der Schulter, Nackenschmerzen und -verspannungen (zum Beispiel bei Schreibtischarbeitern), Armschmerzen, Rückenschmerzen, Hexenschuß und Hüftgelenksleiden.

Arm- und Ellenbogenreflex

Wir finden die Reflexzone des Arms bzw. des Ellenbogens auf beiden Händen an der Kleinfingerseite des Handrückens sowie der Handkante (in den oberen zwei Dritteln).

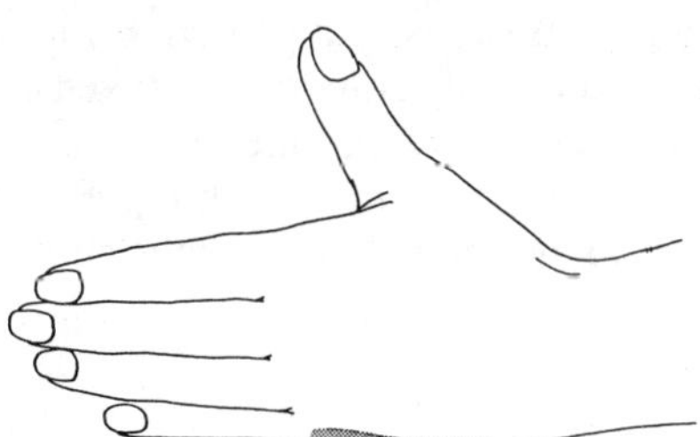

Hauptwirkungen:

○ Die besten Dienste leistet die Massage des Armreflexes bei Durchblutungsstörungen der Arme und Hände, Ellenbogenarthritis, Tennisellenbogen, Bursitis (Schleimbeutelentzündung) am Ellenbogen und Handgelenkarthritis.

Hüft- und Beinreflex

Die Reflexzone des Hüftgelenks, der Knie und der Schenkel finden wir – beidseitig – auf dem Handrücken, und zwar im unteren Drittel des Handrückens oberhalb des Handgelenks – in der gedachten Verlängerung des Ringfingers und des kleinen Fingers.

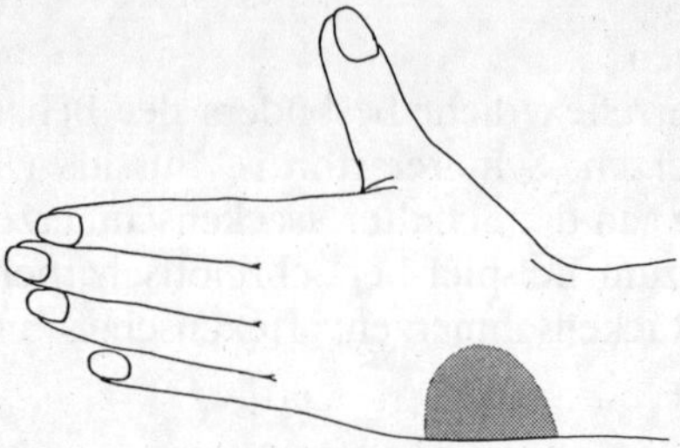

Hauptwirkungen:

○ Die Massage des Hüft- und Beinreflexes auf den Händen ist speziell hilfreich bei: Arthritis (chronischer Gelenkentzündung) im Bereich der Hüfte und der unteren Gliedmaßen, Bursitis (Schleimbeutelentzündung) an Hüfte, Knien und Knöcheln, Durchblutungsstörungen in Hüfte sowie Ober- und Unterschenkel, Hüftschmerzen, Hexenschuß, Ischias, Rücken- und Kreuzschmerzen, Knie- oder Knöchelverletzungen, Meniskusverletzung, Kniegelenkserguß, Wadenkrampf, Krampfadern, Knöchelschwellungen und Schulterschmerzen.

2. Empfangschefs

Reflexzonen: Augen und Ohren

Augen und Ohren sind die wichtigsten Funktionäre im Empfangskomitee, das unsere Sinnesorgane bilden, die die Umweltreize aufnehmen.

Augen

Der Mensch, sagt man, sei ein »Augentier«. Dreiviertel der grobsinnlichen Außenweltinformationen empfangen wir durch unser Sehorgan.
Das Licht fällt durch die runde Sehöffnung der Pupille ein, hinter der sich eine Linse (sie entspricht dem Objektiv der Kamera) befindet, die das Licht auf die Netzhaut fokussiert. Die Netzhaut ist – um im Bild zu bleiben – für das Auge, was der Film für die Kamera ist. Die Netzhaut enthält lichtempfindliche Sinneszellen bzw. Sehzellen, deren 125 Millionen, die über Nervenfasern die Lichteindrücke an das Gehirn signalisieren. Das Gehirn beurteilt aufgrund der Nervenimpulse das Netzhautbild der Lichtreize und baut das gesehene Bild auf. Das Auge setzt im Grunde lediglich Licht in Nervensignale um. Das eigentliche Sehen findet im Gehirn statt.
Das durch die Lider (»Scheibenwischer« des Auges), die Wimpern und die Brauen (»Dachrinnen« des Auges) bestens geschützte Sehorgan ist zahlreichen Störungen ausgesetzt, zum Beispiel: Lidrandentzündung, Bindehautentzündung, Gerstenkorn (Entzündung der Schweiß- und Talgdrüsen im Augenlid), Kurzsichtigkeit (wenn der Brennpunkt vor der Netzhaut liegt), Weitsichtigkeit (wenn der Brennpunkt hinter der Netzhaut liegt), Astigmatismus (Stabsichtigkeit), Grauer Star bzw. Trübung der Augenlinse (Katarakt), Glaukome (Leiden mit erhöhtem Augendruck), Netzhautablösung usw.

Die Massage des Augenreflexes in der Hand hilft, die Augen gesund und widerstandsfähig zu erhalten.

Ohren

Das Außenohr fängt die Schallwellen – seien sie durch liebliche Musik oder greulichen Lärm hervorgerufen – auf, leitet die Schwingungen zu einer papierdünnen Membran, Trommelfell genannt.
Das seinerseits in Schwingung versetzte Trommelfell überträgt die Schwingung ins Mittelohr auf die drei Gehörknöchelchen namens Hammer, Amboß und Steigbügel, die die Schwingung ins Innenohr, die Schnecke, weitergeben. Dort wird in den Sinneszellen die mechanische Energie der Schallwellen in elektrische Signale – Nervenimpulse – umgesetzt, die über den 8. Hirnnerv ins Gehirn geleitet werden. Durch die Benachrichtigung des Gehirns, das die Geräusche analysiert und identifiziert, kommen uns die Töne und Laute erst ins Bewußtsein.
Im Innenohr befindet sich außerdem das unseren Gleichgewichtssinn steuernde Gleichgewichtsorgan, das an sich nichts mit der Gehörfunktion zu tun hat.
Die Erkrankungen des Ohrs reichen vom Ohrensausen über Ohrenschmerzen (oft durch Infektionen der oberen Atemwege ausgelöst) und Mittelohrentzündung zu Schwerhörigkeit und Taubheit.
Bei allen Störungen des Gehörsinnes können wir die Massage des Ohrreflexes in der Hand einsetzen – zusätzlich zur ärztlichen Behandlung.
Die *Heilhilfen,* die die Handreflexe der Augen und Ohren bieten, finden Sie im Lexikonteil (Buchabschnitt 3) aufgelistet.
Im Rahmen der anschließenden Darstellung der Reflexzonen der Seh- und Hörorgane heben wir nur deren Hauptwirkungen hervor.

Augenreflex

Die Reflexzone der Augen findet sich beidseitig auf der Handfläche am Ansatz des Zeigefingers und des Mittelfingers.

Hauptwirkungen:

○ Die Massage des Augenreflexes dient der Sehkraftverbesserung und ist angezeigt bei allen Störungen, Verletzungen und Infektionen der Augen sowie bei Überbeanspruchung der Sehorgane.

○ Eingesetzt wird die Augenreflexzonenmassage namentlich bei: übermüdeten Augen, Kurzsichtigkeit, Weitsichtigkeit, Bindehautentzündung, Gerstenkorn, Grauem Star (Katarakt) und Grünem Star (Glaukom).

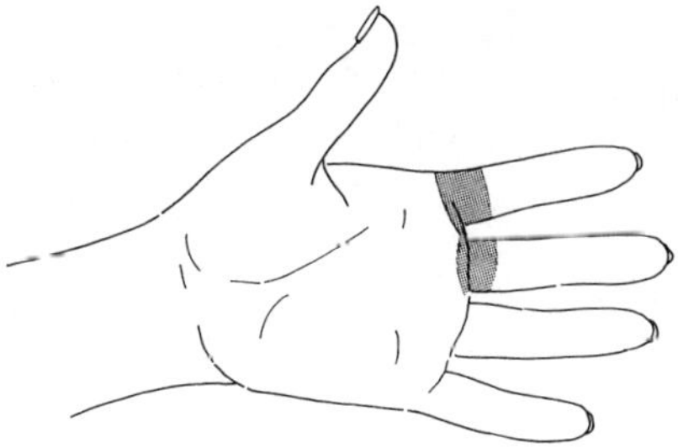

Ohrenreflex

Die Reflexzone der Ohren finden wir – beidseitig – auf der Handfläche an der Basis des Ringfingers und des kleinen Fingers.

Hauptwirkungen:

○ Den Ohrenreflex auf der Hand massieren wir bei allen Hör- und Ohrproblemen, wie: Gehörschwäche bzw. Schwerhörigkeit, Taubheit, Ohrensausen, Ohrenschmerzen, Ohrenentzündung, Tubenkatarrh (Schleimhautschwellung in der Ohrtrompete), Mittelohrerkrankung, Infektion des Innenohrs und bakterieller oder Pilzinfektion des äußeren Ohrs.
Die Ohrenreflexmassage ist außerdem nützlich bei Schwindel und Benommenheit im Zusammenhang mit Gleichgewichtsstörungen.

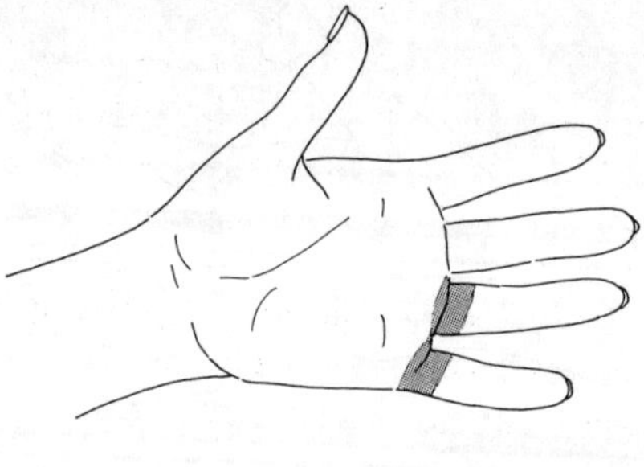

3. Der Universal-Heiler

Reflexzonen: Atmungssystem

Die Organe und alle Körperzellen mit Sauerstoff zu beliefern und von (in hoher Konzentration giftigem) Kohlendioxid zu befreien: das ist der Sinn der Atmung. Wie gehen die Sauerstoffzufuhr und der Kohlendioxidabtransport vor sich?
Der Sauerstoff gelangt aus der Außenluft über die Atemwege (Nase, Rachen, Kehle, Luftröhre, Bronchien) in die Lunge. In den Lungenbläschen – es gibt deren 400 Millionen – findet der eigentliche Gasaustausch statt: das heißt, Kohlendioxid wird gegen Sauerstoff ausgetauscht. Mittler zwischen der Lunge und den Körperzellen ist das kreisende Blut. Das Blutgefäßsystem befördert also den Sauerstoff von der Lunge zu den Zellen und das Kohlendioxid, Abbauprodukt des Stoffwechselprozesses, von den Zellen zur Lunge, die das Kohlendioxid ausscheidet.
Um sauerstoffreiche Luft in die Lungenbläschen zu transportieren und verbrauchte, kohlendioxidreiche Luft abzutransportieren, macht der Mensch Atembewegungen, 15 bis 20 in der Minute. Dabei spielt das Zwerchfell, der wichtigste Atemmuskel, die Hauptrolle. Die Bewegung des Zwerchfells steuert nämlich die Füllung und Entleerung der Lunge: Die Senkung des Zwerchfells, die den Brustraum vergrößert, bewirkt die Einatmung, die Wölbung des Zwerchfells, die den Brustraum einengt, bewirkt die Ausatmung.

Nase

Die Nase befeuchtet, erwärmt und filtert als Hilfsorgan der Atmung die in den Körper eindringende Außenluft.

Rachen

Der offene Raum des Rachens gehört sowohl zu den Luftwegen als auch zu den Verdauungswegen. Der Luft- und der Speiseweg kreuzen einander im Rachen.

Kehle

Im Kehlkopf wird die Stimme erzeugt, er verschließt beim Schluckakt die Luftröhre, damit keine Speisen in die Atemwege gelangen.

Luftröhre

Die rund zwölf Zentimeter lange Luftröhre führt die Luft vom Kehlkopf nach unten, das heißt sie verbindet den oberen und den unteren Luftweg. Im Brustraum gabelt sie sich in die beiden Stammbronchien, die zu den beiden Lungenflügeln führen.

Lunge

Die beiden Lungenflügel liegen in der Höhle des Brustkorbes. Das eigentliche Lungengewebe besteht aus den winzigen Lungenbläschen. Dort wird, wie gesagt, die für die Körperzellen bestimmte Sauerstoffladung dem Blut übergeben und die angesammelte Kohlendioxidladung dem Blut abgenommen, um es schließlich aus dem Organismus wegzuschaffen.

Zwerchfell

Die sich quer durch die Körpermitte erstreckende Muskelmembran trennt den Brustraum – den Atmungsteil – vom Bauchraum – dem Ernährungsteil des Organismus. Sie wird daher mit einer Bodenfläche zwischen zwei Stockwerken verglichen. Die Bewegungen des Zwerchfells einerseits und des Brustkorbs andererseits pressen die Lunge zusammen bzw. dehnen sie: So kommt es zur Aus- und Einatmung.

○ Die Massage der Handreflexe des Atmungssystems stärkt alles in allem die Regenerationsfähigkeit und Widerstandskraft der Atmungsorgane und erleichtert deren Funktion. Das beginnt bei Nasenschleimhautreizung (Niesen), Nasenschleimhautentzündung (Schnupfen) und Luftröhrenreizung (Husten), schließt Bronchialschleimhautentzündung (Bronchitis) und Bronchialmuskelkrampf (Asthma) ein und reicht bis zu dem unter anderem durch Umwelteinflüsse oder Rauchen hervorgerufenen Lungenemphysem, der – nicht nur im Alter – sehr häufigen Krankheit der Lungenblähung.

○ Doch Atmung ist mehr als Luftholen. Der Atem eint Körper, Geist und Seele. Er ist der Universal-Heiler, der das Gemüt aufhellt, den Geist ermuntert sowie Streß, Angst, Hemmungen, Beklemmungen und Traumata überwindet. Die Massage der Reflexe der Atemwege hilft daher, uns freizuatmen, wenn uns »die Luft wegbleibt« und es uns »den Atem verschlägt«. Die *Heilhilfen,* die die Handreflexe der Nase, des Rachens, der Luftröhre, der Bronchien und Lunge sowie des Zwerchfells im einzelnen bieten, finden Sie im Lexikonteil des Buches aufgelistet.

Im Rahmen der anschließenden Darstellung der Reflexzonen des Atemsystems heben wir nur deren Hauptwirkungen hervor.

Nasenreflex

Die Reflexzone der Nase befindet sich beidseitig auf dem oberen Daumenrücken und auf der Außenkante der Daumenspitze (oberhalb des Wirbelsäulenreflexes).

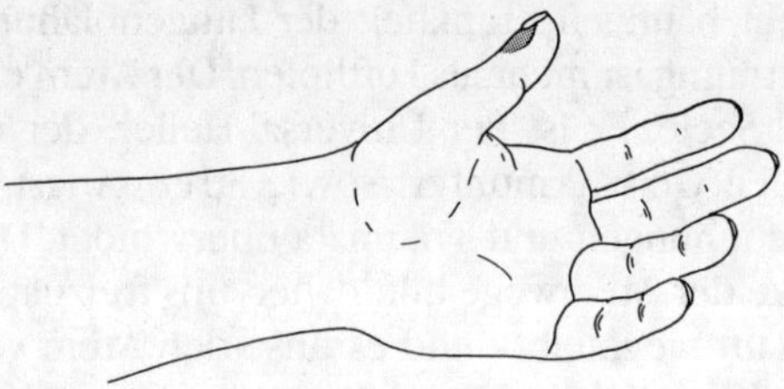

Hauptwirkungen:

○ Die Massage der Nasenreflexzone in der Hand ist besonders angebracht bei Niesen, Schnupfen, Nasenbluten und Nebenhöhlenentzündung, ebenso bei Erkältung und grippalen Infekten.

Rachenreflex

Die Handreflexzone des Rachenraumes befindet sich im Daumengrundgebiet.

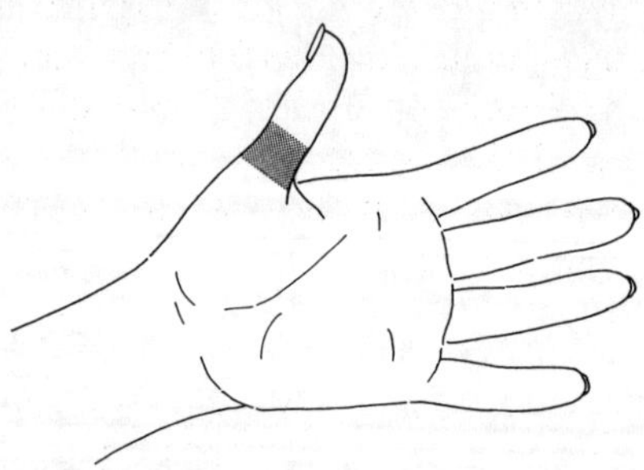

Hauptwirkungen:

○ Die Massage der Rachenreflexzone empfiehlt sich in erster Linie bei Halsweh, Mandelentzündung, Heiserkeit, Katarrh und Nebenhöhlenentzündung sowie bei Erkältung und grippalen Infekten.

Luftröhrenreflex

Die Handreflexzone der Luftröhre befindet sich beidseitig auf der Handfläche und auf dem Handrücken an der Zeigefingerbasis.

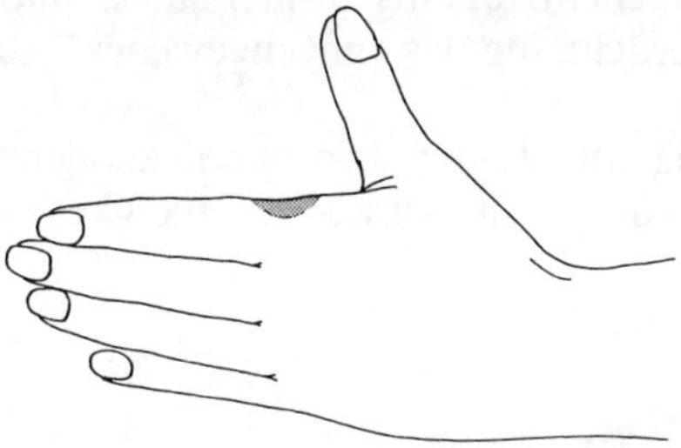

Hauptwirkungen:
○ Die Massage des Luftröhrenreflexes der Hand erleichtert vor allem Atembeschwerden und Bronchitis.

Bronchien- und Lungenreflex

Wir finden die Reflexzone des Bronchien- und Lungenbereiches beidseitig anschließend an die Luftröhrenzone, das heißt, auf den Handflächen an der Fingerbasis, namentlich auf den Ballen von Mittel- und Ringfinger.
Wir massieren die entsprechende Zone ebenfalls auf dem Handrücken!

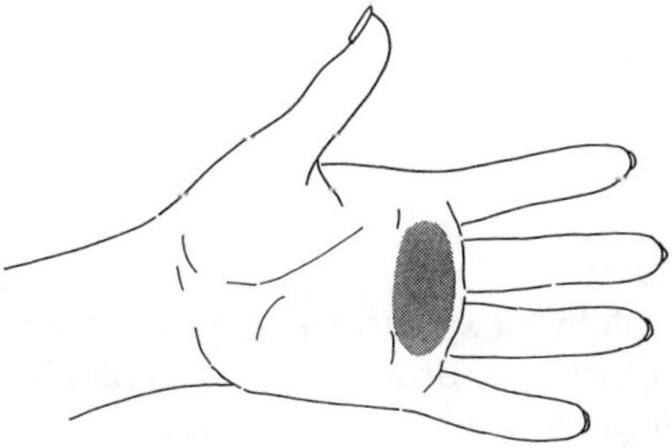

Hauptwirkungen:
○ Die Massage des Lungenreflexes dient vorwiegend der Erleichterung bei Atembeschwerden, Kurzatmigkeit, Katarrh, Heuschnupfen, Husten, Asthma, Bronchitis, Lungenentzündung, Rippenfellentzündung, Tuberkulose und Lungenemphysem (Überdehnung des Lungengewebes), ebenso bei Erkältung.
○ Gleichzeitig dient die Lungenreflexzonenmassage der Bekämpfung von Energieschwäche, Müdigkeit und Streß.

Zwerchfellreflex

Der Reflex des Zwerchfells fällt zusammen mit dem Reflex des Sonnengeflechts. Er zieht sich beidseitig schräg über die ganze Handfläche. Sein Schwerpunkt befindet sich in der Mitte der Handfläche unterhalb der Mittelfinger- und Ringfingerballen. Den entsprechenden Streifen auf dem Handrücken ebenfalls massieren.

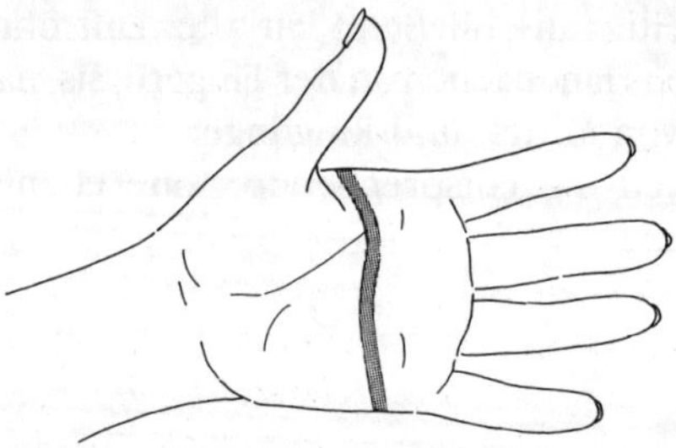

Hauptwirkungen:
○ Den Zwerchfellreflex bearbeiten wir namentlich bei Atembeschwerden, Asthma, Bronchitis, Lungenleiden, Schluckauf und Heuschnupfen.

4. Brennstofflieferanten

Reflexzonen: Verdauung und Stoffwechsel

Die *Verdauung* besteht darin, die aufgenommene Nahrung fortlaufend zu zerkleinern, zu zerlegen, aufzuspalten und wasserlöslich zu machen, bis die Nährstoffe durch die Darmwände hindurch vom Blut aufgenommen und zu allen Körperzellen befördert werden können.
Der *Stoffwechsel* besteht darin, daß die in der Verdauung aufgeschlossenen und vom Blut übernommenen Stoffe in den Zellen einerseits in Energie für den Betrieb des Organismus und andererseits in Baumaterial für neue Körperzellen umgesetzt werden. Der Stoffwechsel gewährleistet also den Köperaufbau und die Energieversorgung. Mit anderen Worten: er liefert die Kraft zur Selbsterhaltung und zum Wachstum des Körpers. Der Stoffwechsel ist gewissermaßen die »Verbrennung der Nährstoffe im Ofen des Organismus«. Dank der Umwandlung der kleinen, einfachen Bausteine der Nahrung in Energie kann der Organismus die Lebensvorgänge (wie Herzschlag, Atmung, Bewegung, Wärmeproduktion usw.) in Gang halten.
Der Verdauungsweg vom Mund bis zum After ist rund acht Meter lang. Die Hauptstationen sind:

Mund
Die Verdauung beginnt schon im Mund, wenn wir die aufgenommene Nahrung kauen und einspeicheln.
Der Speichel, der erste Verdauungssaft, nimmt gleich die Aufarbeitung von Kohlenhydraten in Angriff. (Die drei Hauptnahrungsstoffe sind bekanntlich: Kohlenhydrate, Eiweiß und Fett).
Durch Schluckbewegungen gelangt der mit Mundspeichel vermischte Speisebrei über den Rachen in die Speiseröhre.

Speiseröhre

Durch die Speiseröhre, ein etwa 25 cm langer Schlauch, der hinter der Luftröhre liegt, gelangt der Speisebrei zu dem sich öffnenden Magenmund.

Magen

Der Magen ist eine bohnenförmige Ausweitung des Verdauungsschlauches im Oberbauch. Seine Muskeln ziehen sich in Schüben zusammen, um den Speisebrei durchzuarbeiten und mit Magensaft zu durchmischen.

Die Verdauung der Kohlenhydrate wird im Magen zwar unterbrochen, aber dafür wird die Zerlegung der Eiweißstoffe vorangetrieben und die Verdauung der Fette eingeleitet.

Die durchgeknetete halbflüssige Masse wird vom sich rhythmisch öffnenden und schließenden Magenpförtner in kleinen Portionen in den Zwölffingerdarm gedrückt.

Drei bis vier Stunden nach der Nahrungsaufnahme ist der Magen gewöhnlich leer. In besonderen Fällen beträgt die Verweildauer im Magen aber nur ein bis zwei Stunden oder aber bis zu fünf Stunden.

Zwölffingerdarm

Im Zwölffingerdarm wird die Zerlegung der Kohlenhydrate und der Eiweißstoffe fortgesetzt, vor allem aber werden die Fette abgebaut.

Zum einen sondert der Zwölffingerdarm selber Verdauungssäfte ab. Zum anderen liefert die Bauchspeicheldrüse den Bauchspeichel zur Verdauung von Fetten, Eiweißstoffen und Kohlenhydraten in den Zwölffingerdarm. Ebenso entläßt die Gallenblase die von der Leber erzeugte Galle in den Zwölffingerdarm, die für die Spaltung und Verwertung der Fette unentbehrlich ist.

Der Zwölffingerdarm mündet in den Dünndarm bzw. ist ein Teil des Dünndarms.

Dünndarm

Im vier oder fünf Meter langen geknäuelten Dünndarm werden die verdauten, das heißt aufgespaltenen Bestandteile der Nahrung von den Schleimhäuten aufgenommen und durch Blut- und Lymphgefäße der Verwertung zugeführt, während die unverdaulichen, unlöslichen Reste in den Dickdarm weitergeschoben werden.

Die sogenannte Ileozäkalklappe (Bauhin-Klappe) – zwei Falten – verhindert, daß Kot und Bakterien aus dem Dickdarm in den Dünndarm zurückfließen.

Dickdarm

Der Dickdarm von anderthalb Meter Länge – unterteilt in den aufsteigenden, den querliegenden und den absteigenden Dickdarm – rahmt an den Seiten und oben gleichsam den Dünndarm ein. Dem Dickdarminhalt, der sich acht bis zwölf Stunden im Dickdarm befindet, wird das Wasser entzogen, so daß er sich verdickt. So bildet sich der Stuhl. Zudem produziert der Dickdarm unter anderem das Vitamin K.

Der Kot (der neben Nahrungsresten aus Gallenfarbstoffen, Schleim, abgeschürften Darmwandzellen und toten Bakterien besteht) wird schließlich durch wellenförmige Kontraktionsbewegungen in den Mastdarm – den Enddarm – transportiert. Es entsteht der Drang zur Kotentleerung, bis der Stuhl durch den After (Analkanal) ausgeschieden wird.

Leber

Die im rechten Oberbauch liegende rotbraune, anderthalb Kilogramm schwere Leber, eine Anhangdrüse des Darms, erfüllt als chemisches Labor des Körpers über 500 biochemische Funktionen. Im Zucker- (Kohlenhydrat-), Eiweiß- und Fettstoffwechsel spielt sie eine Hauptrolle.

Die Leber stellt die goldgelbe Gallenflüssigkeit – 1 bis $1^1/_2$ Liter pro Tag – her, die unter anderem die Nahrungsfette in kleine Tröpfchen zerteilt. Die Leber sondert giftige Schlacken und Schadstoffe aus dem Blut aus und entfernt auch Bakterien. Sie stärkt also das Abwehrsystem des Körpers. Sie regelt die Blutgerinnung. Sie speichert die Vitamine A, D und B_{12}, ebenso die Metalle Kupfer und Eisen.

Gallenblase

Die Gallenblase, ein birnenförmiger Behälter, speichert die in der Leber erzeugte Gallenflüssigkeit. Wenn der Speisebrei auf seinem Weg durch den Verdauungskanal in den Zwölffingerdarm gelangt, entläßt die Gallenblase auf ein chemisches Signal hin Gallenflüssigkeit in den Zwölffingerdarm. Das ist nicht nur für die Fettverdauung von Bedeutung, sondern ebenso für die Resorption wichtiger Vitamine, zum Beispiel des Vitamins A (das Haut und Haare gesund erhält), des Vitamins D (das Knochen und Zähne gesund erhält) oder des Vitamins E (das das Gewebe verjüngt).
Die Störungen der Verdauung beginnen mit Zahnfäule und enden mit Hämorrhoiden. Dazwischen liegen Beschwerden wie Appetitlosigkeit, Unwohlsein, Erbrechen, Sodbrennen, Schleimhautentzündungen, Geschwüre, Polypen, Darmträgheit, Verstopfung, Durchfall (Diarrhöe) usw.

○ Wenn wir die im unteren Drittel der Handfläche liegenden Handreflexe der Baucheingeweide über die ganze Handbreite massieren, regen wir die Verdauungsorgane an, die Nährstoffe gut zu verwerten und die Rückstände zügig wegzuschaffen. Die Massage der Baucheingeweidereflexe steigert allgemein die Funktionstüchtigkeit der Verdauungsorgane.
Die *Heilhilfen,* die die Handreflexe der Speiseröhre, des Magens, des Zwölffingerdarms, des Dünndarms, des Dickdarms, der Leber und der Gallenblase bieten, finden Sie im Lexikonteil des Buches aufgelistet.
Im Rahmen der anschließenden Darstellung der Reflexzonen des Verdauungskanals heben wir nur deren Hauptwirkungen hervor.

Speiseröhrenreflex

Die Reflexzone der Speiseröhre liegt auf der linken Handinnenfläche auf dem Zeigefingerballen.

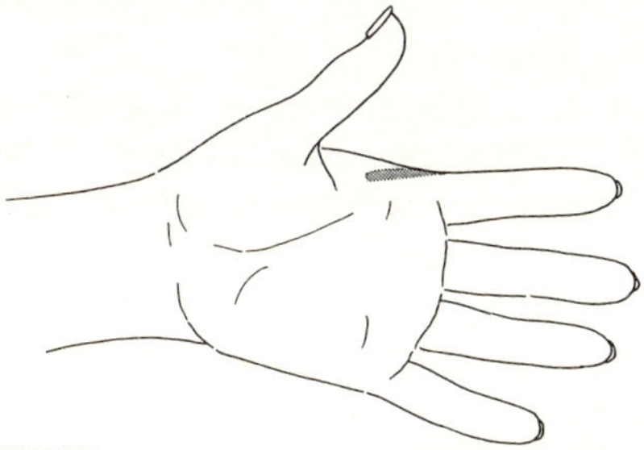

Hauptwirkungen:

○ Die Massage des Speiseröhrenreflexes hilft hauptsächlich bei Entzündungen und Erkrankungen der Speiseröhre, bei Schluckbeschwerden und Schluckauf.

Magenreflex

Die Reflexzone des Magens liegt unterhalb der Ballen des Ringfingers und des Zeigefingers auf der linken Hand sowie unterhalb des Zeigefingerballens auf der rechten Hand. Daß die Reflexzone auf der linken Handfläche größer ist als auf der rechten, ergibt sich daraus, daß sich der Magen größtenteils in der linken Körperhälfte befindet.

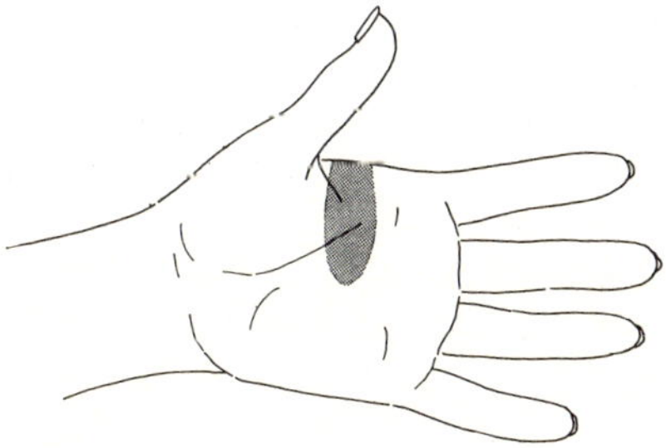

Hauptwirkungen:

○ Wollen wir zum Beispiel bei hastig hinuntergeschlungenen Speisen oder bei übermäßigem Streß den Magen bei seiner Durchmischungstätigkeit oder bei der Absonderung der Verdauungssäfte stärken und stimulieren, so bearbeiten wir den Magenreflex.

○ Die Magen-Reflexzonenmassage ist besonders von Nutzen bei Bauchweh, Magen- oder Darmschleimhautentzündung, Magen- oder Darmgeschwüren, schlechtem Atem, Appetitmangel, Übelkeit, Sodbrennen, Blähungen, Völlegefühl, Schluckauf, Übergewicht, Verstopfung, Durchfall und Lebensmittelvergiftung.

Zwölffingerdarmreflex

Die Reflexzone des Zwölffingerdarms sitzt auf der rechten Handfläche unterhalb der Magenreflexzone.

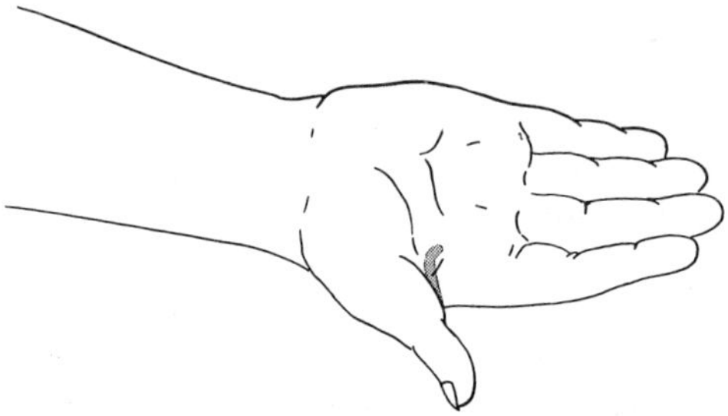

Hauptwirkungen:

○ Die Massage der Handreflexzone des Zwölffingerdarms ist hilfreich speziell bei Magen- bzw. Zwölffingerdarmgeschwür, Darmschleimhautentzündung, Blähungen, Völlegefühl und Lebensmittelvergiftung.

Dünndarmreflex

Die Dünndarmreflexzone verläuft beidseitig quer über den Unterrand des Handtellers.

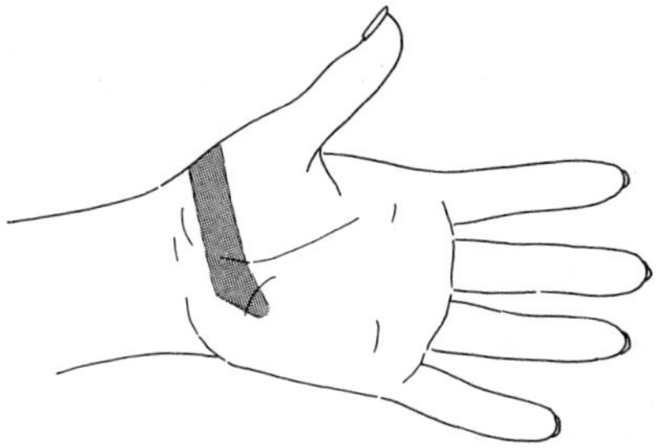

Hauptwirkungen:

○ Die Dünndarm-Reflexzonenmassage ist besonders wirksam bei Darmschleimhautentzündung, Magen- oder Darmgeschwüren, Bauchschmerzen, Blähungen, Übelkeit, Appetitmangel, Übergewicht, Abmagerung, Verstopfung, Durchfall sowie schlechtem Atem.

Dickdarmreflex

Die Dickdarmreflexzone liegt im unteren Drittel der Handinnenseite. Den Bereich des aufsteigenden Dickdarms finden wir auf der rechten Hand, den des queren Dickdarms auf beiden Händen, und den des absteigenden Dickdarms mit der Sigmaschleife auf der linken Hand.
Bei der Massage der Dickdarmreflexe ist die Reihenfolge einzuhalten: aufsteigender, querliegender und absteigender Dickdarm!

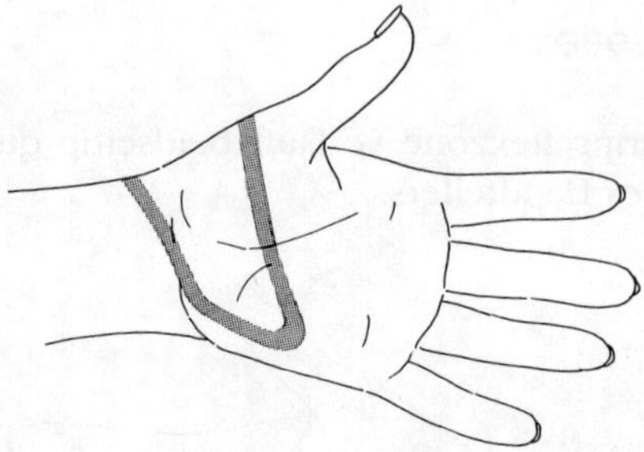

Hauptwirkungen:

○ Zur Erzielung einer regelmäßigen Entleerung massieren wir die Handreflexzone des Dickdarms.

○ Außer bei Verstopfung ist die Dickdarm-Reflexzonenmassage dienlich bei Dickdarmentzündung, Darmgeschwüren, Durchfall, Blähungen, Übelkeit, schlechtem Atem, Bauchschmerzen, Hämorrhoiden sowie bei Appetitmangel, Abmagerung, Fettleibigkeit und Verdauungsstörungen allgemein.

Leberreflex

Die Leberreflexzone ist nur auf der rechten Innenhand angelegt. Sie befindet sich unterhalb der Ballen des Ringfingers und des kleinen Fingers. Begrenzt ist die Zone innen von der Verlängerung der Falte zwischen Mittelfinger und Ringfinger, außen von der Handaußenkante und unten vom Oberrand des Handballens.

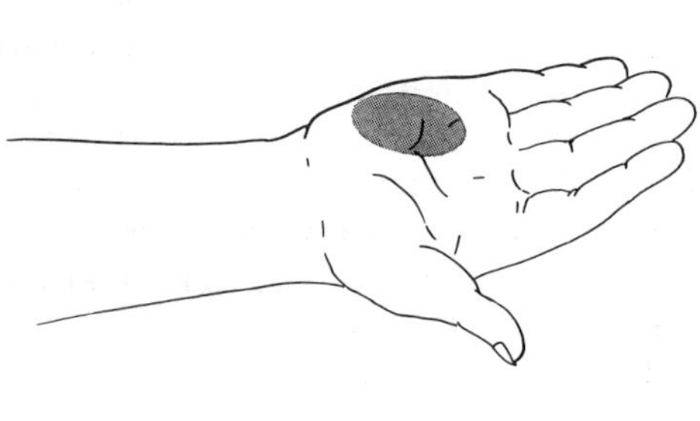

Hauptwirkungen:
○ Um der Leber zu helfen, ihre zahlreichen Funktionen im Dienste der Nährstoffverarbeitung, der Schlackenausscheidung und des Immunsystems einwandfrei zu erfüllen und gesund zu bleiben, ist die Massage der Leberreflexzone geboten.
○ Im besonderen kommt uns die Leber-Reflexzonenmassage zu Hilfe bei Gelbsucht, Leberzirrhose, Gallenblasenbeschwerden, Gallensteinen und allen Verdauungsstörungen.
○ Geheimtip: Massieren Sie den Leberreflex bei Infektionsanfälligkeit, Alkoholismus und erhöhtem Cholesterinspiegel.

Gallenblasenreflex

Da die Gallenblase auf der rechten Körperseite liegt, befindet sich deren Reflexzone lediglich auf der rechten Hand. Der nur punktgroße Bereich des Gallenblasenreflexes ist auf der Innenhandfläche in der ertastbaren Furche zwischen Ringfinger und kleinem Finger zu finden, und zwar nach einem Drittel der Strecke zwischen Fingerbasis und Handgelenk.

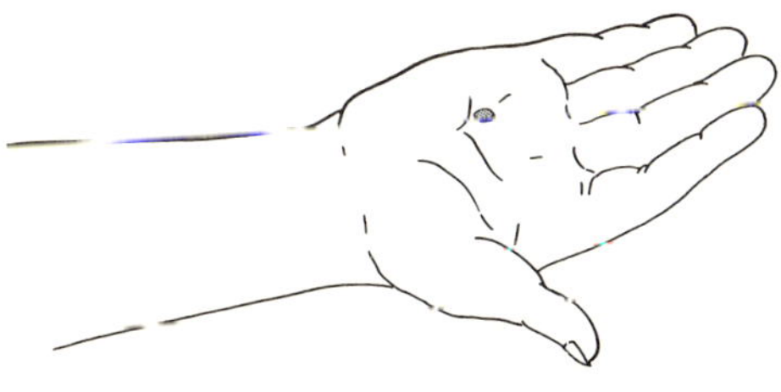

Hauptwirkungen:

○ Die Massage des Gallenblasenreflexes – die einerseits die Gallenblase zur Freisetzung der Gallenflüssigkeit stimuliert und andererseits die Gallengänge entspannt, so daß Gallensteine in den Dünndarm passieren können – wirkt in der Hauptsache bei Gallenblasenbeschwerden, Gallenkoliken, Leberstörungen, Leberzirrhose, Gelbsucht und bei Verdauungsstörungen allgemein.

○ Massieren Sie den Gallenblasenreflex ebenso bei erhöhtem Cholesterinspiegel!

5. Antriebsmotor

Reflexzone: Herz

Herz

Das Herz, ein faustgroßer, 300 Gramm schwerer Muskel, ist eine Blutpumpe, die das Kreislaufsystem antreibt. Es schlägt täglich über 100 000 mal und jährlich 40 Millionen mal. Der Antriebsmotor Herz pumpt täglich 7500 Liter Blut durch die 1000 Kilometer langen Blutgefäße.

Blutkreislauf

Der Blutkreislauf ist ein Transportsystem, das einen regen »Warenaustausch« betreibt: Während das Blut kreist, befördert es einerseits Sauerstoff und andere Bau- und Lebensstoffe zu den Organen und Zellen und entfernt andererseits Kohlendioxid und allerlei Müll und Schlacken.

Gefäße

Das Blut fließt in einem Gefäßsystem mit einem weitverzweigten Netz von Röhren und Kanälen: Die Arterien (Schlagadern) führen das helle sauerstoffreiche Blut vom Herzen weg in alle Körperteile, und die Venen führen das dunkle, mit den Abfällen befrachtete Blut zum Herzen zurück. Der Stoffaustausch selbst findet in den Haargefäßen (Kapillaren) statt, feinsten Gefäßen, die den Übergang vom arteriellen in das venöse System bilden.

Blut

Das Blut ist also das Transportmittel: die roten Blutkörperchen transportieren den Sauerstoff von der Lunge zu den Geweben sowie das Kohlendioxid von den Geweben zur Lunge, wo das Blut gereinigt bzw. wiederaufbereitet wird.
Die weißen Blutkörperchen sind die wachsamen Polizisten

des Körpers: sie wehren in den Organismus eingedrungene Krankheitserreger, Bakterien und Fremdkörper ab.
Der Körper eines Erwachsenen enthält zirka sechs Liter Blut.

○ Sanfte (!) Massage der Herzreflexzone auf der Hand harmonisiert die Herztätigkeit: sie beruhigt das erregte Herz und regt das erschlaffte Herz an. Sie unterstützt den Blutumlauf, das heißt, sie verbessert die Durchblutung des Körpers. Dadurch wird die Sauerstoffzufuhr zum Gehirn und zu den anderen Organen erhöht und die Ausscheidung der Abfallprodukte verstärkt.
Die Herz-Reflexzonenbearbeitung hilft vorbeugend und regenerierend im Zusammenhang mit den Funktionen des Herzens, des Kreislaufs, der Gefäße und des Blutes. Sie trägt dazu bei, jenen Funktionskreis – dessen Störungen zu den häufigsten Todesursachen in der modernen technischen Zivilisation zählen – leistungsfähig zu erhalten bzw. zu stabilisieren.
Die *Heilhilfen,* die der Handreflex des Herzens im einzelnen bietet, finden Sie im Lexikonteil des Buches aufgelistet.
Im Rahmen der anschließenden Darstellung der Reflexzone des Herzens heben wir nur die Hauptwirkungen hervor.

Herzreflex

Der Herzreflex befindet sich auf der linken Hand, denn das Herz liegt zu zwei Drittel links der Körpermittellinie.
Die Herzzone selbst liegt auf der linken Handinnenfläche knapp unterhalb der Ballen des Ringfingers und des kleinen Fingers. Die Herzbezugszone erstreckt sich aber darüber hinaus bis unterhalb der Ballen des Mittelfingers und des Zeigefingers.

Hauptwirkungen:
○ Mit der Massage der Herzreflexzone setzen wir uns in erster Linie zur Wehr gegen Herzerkrankungen, Herzrhythmusstörungen, Herzenge, Durchblutungsstörungen, Kreislaufschwäche bzw. Kreislaufversagen (Kollaps), geschwollene Beine, kribbelnde Füße, Schwindelgefühl, Wassersucht (Ödem), hohen Blutdruck, Arteriosklerose, Krampfadern, Venenentzündung und erhöhten Cholesterinspiegel.

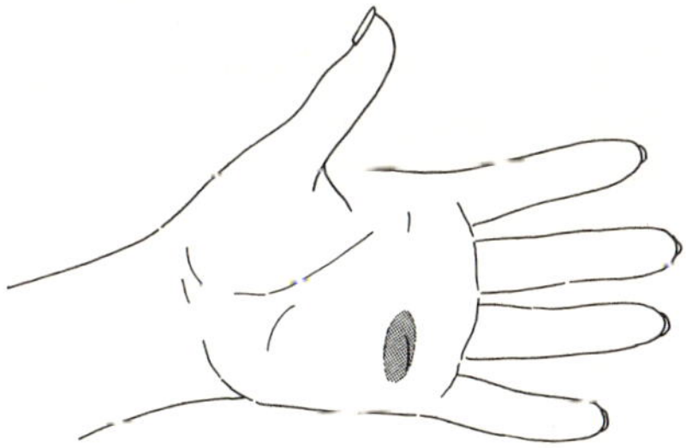

6. Kläranlage oder Reinigungsanstalt

Reflexzonen: Nieren und Harnwege

Der Körper bildet laufend Abfallprodukte, die ausgeschieden werden müssen.

Nieren

Das wichtigste der Ausscheidungsorgane sind (neben der Lunge) die Nieren. Sie filtern organische Abbauprodukte, Stoffwechselschlacken, Giftstoffe und überschüssige sowie körperfremde Stoffe aus dem Blutstrom heraus.
Die paarig angelegten, bohnenförmigen, durchschnittlich je anderthalb Kilogramm schweren Nieren liegen rechts und links der Lendenwirbelsäule.
Alle fünf Minuten und rund 300 mal täglich fließt die Gesamtblutmenge durch die Nieren. Das sind bis zu 1500 Liter Körperblut, die es tagtäglich durch die Kläranlage des Körpers, die Nieren, zu filtrieren gilt. Die bei der Blutreinigung ausgesonderten unbrauchbaren oder schädlichen Stoffe bzw. Fremdkörper gelangen über den Harn zur Ausscheidung. Die Nieren produzieren im Durchschnitt $1^1/_2$ bis 2 Liter Harn täglich.
Zudem steuern die Nieren den Mineral- und Wasserhaushalt – der zum Beispiel den Blutdruck beeinflußt – sowie das Säure-Basen-Gleichgewicht.

Harnleiter

Die Harnleiter, zwei muskulöse bleistiftstarke und 25 bis 30 cm lange Schläuche, verbinden die Nieren mit der Blase. Der Harn gelangt also über die Harnleiter – tröpfchenweise – in den ballonartigen Behälter namens Blase.

Harnblase
Die Blase, ein Reservoir, speichert den Harn bis zu einer Menge von einem halben oder von drei Viertel Liter. Wenn sich die Blase füllt, entsteht durch den erhöhten Druck auf die Blasenwand der Harndrang.

Harnröhre
Von Zeit zu Zeit – vier- bis sechsmal täglich – wird die Blase durch die Harnröhre – die bei der Frau nur 3 bis 4 cm, beim Mann aber 20 cm lang ist – nach außen entleert.

Nierenstörungen und -schäden gefährden die Entgiftung des Organismus und pflegen einen Rattenschwanz von Erkrankungen anderer Organe (wie Magen oder Lunge) nach sich zu ziehen.

○ Die Massage der Handreflexzonen der Nieren und der harnableitenden Organe hilft den Ausscheidungsorganen, ihre volle Leistung zu erbringen. Sie treibt also die Nierendurchspülung und den Entgiftungsprozeß im Organismus voran, beugt Nierenentzündungen und Nierensteinen vor, intensiviert die Durchblutung der Blase, so daß sie mit infektionshemmenden Substanzen ausgestattet wird und dem Blasenkatarrh oder der Harnröhrenentzündung und anderen Erkrankungen den Nährboden entzieht.
Die *Heilhilfen,* die die Handreflexzonen der Nieren, des Harnleiters und der Blase im einzelnen bieten, finden Sie im Lexikonteil des Buches aufgelistet.
Im Rahmen der anschließenden Darstellung der Reflexzonen der Ausscheidungsorgane heben wir nur die Hauptwirkungen hervor.

Nierenreflex

Die Nierenreflexzone befindet sich auf beiden Händen mehr oder weniger in der Mitte der Handinnenfläche, an der Innenseite des Daumenballens in der Verlängerung des Zeigefingers.

Hauptwirkungen:

○ Wir drücken den Nierenreflex hauptsächlich bei Nierenbeschwerden, Nierenentzündungen, Niereninfektionen, Nierensteinen, Ödem sowie bei Blasenbeschwerden (Blasenreizung, Blasenentzündung, Blaseninfektion) und bei Harnweginfektionen allgemein.

○ Bei Abwehrschwäche und Infektionsanfälligkeit bzw. bei Infektionskrankheiten und Erkältung massieren wir ebenso die Handreflexzone der Nieren.

○ Ferner bringt die Massage der Handzone der Nieren Erleichterung bei Gicht.

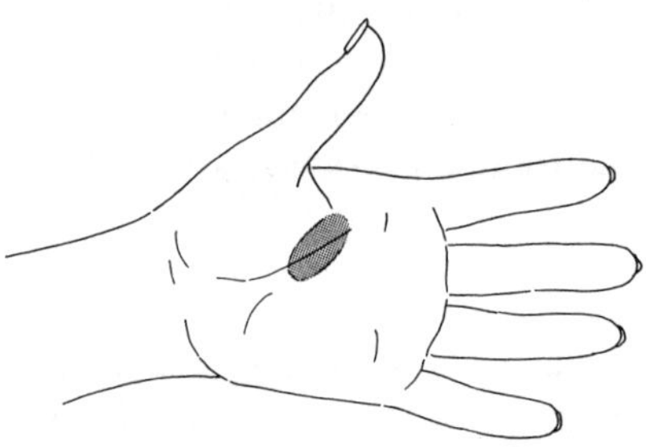

Harnleiterreflex und Blasenreflex

Der Harnleiterreflex verläuft – auf beiden Händen – zum inneren Rand des Daumenballens.
Der Blasenreflex liegt – in der Fortsetzung des Harnleiterreflexes – an der daumenseitigen unteren Kante der Handfläche, ebenfalls auf beiden Händen.

Hauptwirkungen:

○ Die Massage der Reflexzonen der harnableitenden Organe dient uns in erster Linie bei allen Harnweginfektionen, bei Blasenreizung, Blaseninfektion, Blasenentzündung und Bettnässen sowie bei Nierenbeschwerden, Nierenentzündung, Niereninfektion, Nierensteinen, ebenso bei Ödem.
○ Zusätzlich erleichtert die Hand-Reflexzonenmassage der harnableitenden Organe Gicht.
○ Männer können ebenso bei Prostatabeschwerden und bei vorzeitigem Samenerguß die Handzonen der harnableitenden Organe bearbeiten.

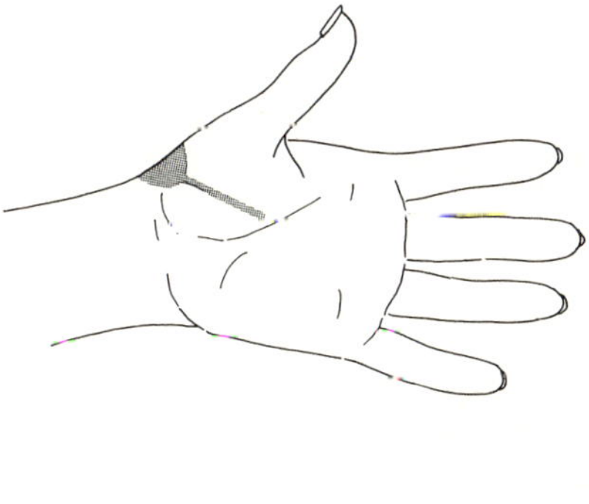

7. Im Dienst der Fortpflanzung

Reflexzonen: Geschlechtsorgane

Hoden und Eierstöcke

Die Geschlechtsorgane erfüllen zwei Hauptaufgaben: sie bilden erstens die Keimzellen (bei Männern die Samenzellen und bei Frauen die Eizellen), die der Fortpflanzung dienen, und sie produzieren zweitens die Geschlechtshormone, die für die primären und sekundären Geschlechtsmerkmale verantwortlich sind, also erst den Mann zum Mann und die Frau zur Frau machen, aber darüber hinaus Einfluß auf alle Körperfunktionen und Organe haben.

Die gleichsam außerhalb des Körpers im Hodensack liegenden taubeneigroßen Hoden, die Geschlechtsdrüsen des Mannes, erzeugen von der Pubertät an täglich Abermillionen Samenfäden und während einer Lebensspanne deren Billionen. Die Samenzellen sind klein ($^{1}/_{20}$ Millimeter) und äußerst beweglich.

Die tief in der Bauchhöhle liegenden Eierstöcke, die Geschlechtsdrüsen der Frau, die die Größe und Form einer Pflaume haben, erzeugen die weiblichen Keimzellen: die Eier. Von den bei neugeborenen Mädchen vorhandenen 2 Millionen Eiern reifen nur an die 500 aus. Alle 28 Tage wird aus dem Eierstock der geschlechtsreifen Frau ein herangereiftes, befruchtungsfähiges Ei gestoßen, das sich auf den dreitägigen Weg zur Gebärmutter macht. Im Eileiter kann es befruchtet werden. Die Eizellen sind mit 0,1 mm die größten menschlichen Einzelzellen, die der Organismus erzeugt.

Gleichzeitig schütten die Geschlechtsorgane die Geschlechtshormone aus.

Die von den Hoden produzierten männlichen Geschlechtshormone, die Androgene, namentlich das Testosteron, bestimmen das Bartwachstum, die Körperbehaarung, die tiefe

Stimme, den schweren Knochenbau, die starke Schulterpartie, den Geschlechtstrieb und all die anderen körperlichen wie seelischen Geschlechtsmerkmale und Besonderheiten des Mannes.
Die weiblichen Sexualhormone – in erster Linie Östrogen und Progesteron –, die sich in den Eierstöcken entwickeln, prägen die andersartige Körperkonstitution und Stimmlage der Frau, die starke Beckenpartie, die Rundungen und sanften Linien, die weiche Haut, die Brüste, die typisch fraulichen Eigenschaften, den Menstruationszyklus und die Vorgänge während der Schwangerschaft.

Gebärmutter
Das im Eileiter befruchtete Ei nistet sich in der Gebärmutter ein. Deren Schleimhaut bietet der vereinigten Zelle den Nährboden, um zur menschlichen Frucht (Embryo) heranwachsen zu können. Das Organ, das der Heranreifung der Frucht bis zum geburtsfähigen Kind dient, hat die Gestalt einer umgedrehten Birne.
Ein unbefruchtet gebliebenes Ei hingegen stößt die Gebärmutter aus. Es wird mit dem Menstruationsblut aus dem Körper geschwemmt.

Prostata (Vorsteherdrüse)
Die Prostatadrüse beim Mann schützt und aktiviert die Samenzellen. Sie ist kastaniengroß und umschließt die Harnröhre wie ein Ring. Wahrscheinlich durch altersbedingte hormonelle Umstellung vergrößert sich bei Männern ab 50 häufig die Prostata, so daß sie durch Druck auf die Harnröhre den Urinfluß behindert oder hemmt.

Eierstöcke wie Hoden sind sehr anfällig für Infektionen, die zu Entzündungen führen können. Eierstockprobleme und Gebärmuttererkrankungen, Regelstörungen und Wechselbeschwerden usw. beeinträchtigen das Wohlbefinden der Frau.

Prostataleiden bedrohen häufig den Mann mit zunehmendem Alter.

○ Um so wichtiger ist es, durch Massage der entsprechenden Reflexzonen die Geschlechtsorgane in ihren Fortpflanzungsfunktionen und bei der Hormonproduktion zu unterstützen, damit sie ihre Flexibilität bewahren und Krankheiten widerstehen. Die Reflexzonenmassage sorgt für gute Durchblutung der Organe – allemal die beste Medizin für Hoden und Eierstöcke, Gebärmutter und Prostata.

○ Überhaupt wirkt die Massage der Reflexzonen der Geschlechtsorgane vitalitätssteigernd und verjüngend.

Die *Heilhilfen,* die die Handreflexe der Eierstöcke oder Hoden sowie der Gebärmutter oder Prostata im einzelnen bieten, finden Sie im Lexikonteil aufgelistet.

Im Rahmen der anschließenden Darstellung der Reflexzonen des Geschlechtsapparates heben wir nur die Hauptwirkungen hervor.

Reflexe der Eierstöcke oder der Hoden

Die Reflexzone für die Eierstöcke der Frau oder die Hoden des Mannes befindet sich auf beiden Händen. Sie sitzt am Handgelenk auf der Kleinfingerseite – in einem Grübchen zwischen dem Handwurzelknochen und dem Unterarmknochen.

Hauptwirkungen:

○ Wer – vorsichtig – seine Geschlechtsdrüsenhandreflexzone drückt, setzt sich in erster Linie gegen folgende Beschwerden zur Wehr: Frauenleiden wie zum Beispiel Menstruationsstörungen, Infektion des weiblichen Geschlechtsapparats, Überempfindlichkeit der Brüste, Wechselbeschwerden oder Eierstockentzündung, ferner gegen Frigidität, Impotenz, Sterilität (Unfruchtbarkeit), vorzeitigen Samenerguß und Prostataleiden wie zum Beispiel Prostataentzündung oder Prostatavergrößerung.

○ Blasenreizung behandeln wir ebenso durch Massage der Handreflexe der Geschlechtsdrüsen.

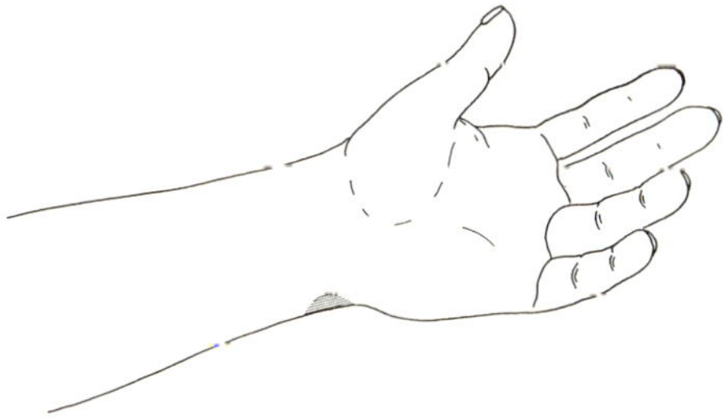

Gebärmutterreflex oder Prostatareflex

Der Gebärmutterreflex der Frau oder der Prostatareflex des Mannes befindet sich auf beiden Händen. Wir finden die Zone an der Handinnenkante unterhalb des Daumens. Mit anderen Worten: an der daumenseitigen Handflächenbasis in einer Linie mit dem Zeigefinger.

Hauptwirkungen:

O Der – gefühlvolle – Druck der Gebärmutterreflexzone oder der Prostatareflexzone unterhalb des Handgelenks bringt Erleichterung oder Normalisierung besonders bei folgenden urogenitalen Problemen:
Frauenleiden, Infektionen des weiblichen Geschlechtsapparates, Regelstörungen, Wechselbeschwerden, Sterilität (Unfruchtbarkeit), Frigidität, Impotenz, vorzeitigem Samenerguß, Prostataleiden; Harnlaßproblemen, Inkontinenz (Unvermögen, Harn zurückzuhalten) und Blasenreizung.

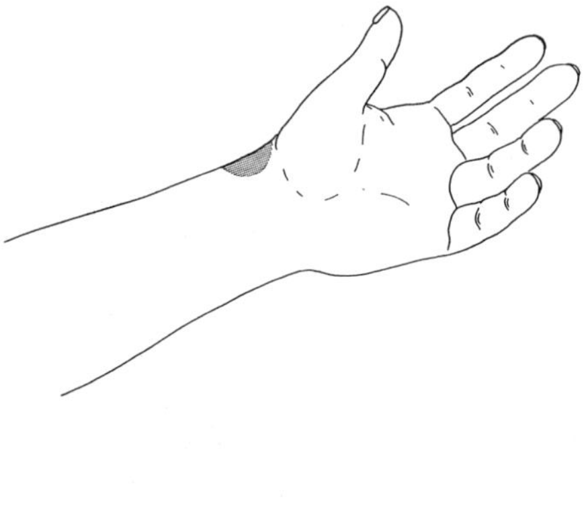

8. Orchester des Lebensrhythmus

Reflexzonen: Drüsen

Die Drüsen sind Organe, die für die Lebensvorgänge unentbehrliche Körpersäfte herstellen und absondern.
Drüsen, die ihr Produkt – das Sekret – durch einen Ausführungsgang nach außen ausscheiden, wie zum Beispiel die Schweißdrüsen, Speicheldrüsen oder Tränendrüsen, heißen Drüsen mit äußerer Sekretion (exokrine Drüsen).
Drüsen, die keinen eigenen Ausführungsgang haben und ihr Sekret unmittelbar in die Blutbahn (Lymphbahn) abgeben, heißen Drüsen mit innerer Sekretion (endokrine Drüsen).
Wir befassen uns mit den Drüsen ohne äußere Sekretabsonderung. Die von ihnen gebildeten Wirkstoffe heißen *Hormone*.
Die Hormondrüsen, voneinander abhängig und aufeinander abgestimmt und eingespielt, bilden gemeinsam in einem wohlausgewogenen, komplizierten Zusammenspiel ein »Orchester des Lebensrhythmus«. Die wichtigsten Musikanten heißen Schilddrüse, Nebenschilddrüsen, Nebennieren, Bauchspeicheldrüse sowie männliche und weibliche Keimdrüsen. Orchesterchef ist die Hirnanhangdrüse.
Die durch die Drüsen hervorgebrachten Hormone steuern die Lebensvorgänge. Sie regulieren in Zusammenarbeit mit dem Nervensystem die Körperfunktionen Wachstum, Stoffwechsel, Fortpflanzung usw.
Bei Über- oder Unterfunktion einer Drüse, also bei einem Zuviel oder Zuwenig an Hormonen, ist die gesamte Drüsenfamilie in Mitleidenschaft gezogen und der harmonische Ablauf aller Lebensfunktionen gestört. Der Klangkörper – sprich: der Organismus – verfällt in Disharmonie.

Hirnanhangdrüse (Hypophyse)

Die nicht einmal ein Gramm (ca. 0,7 g) wiegende bohnengroße Hirnanhangdrüse, die im Zentrum des Schädels an der Unterseite des Gehirns liegt, steht in der Hierarchie der Drüsen an der Spitze. Sie nimmt im Hormonsystem eine zentral übergeordnete Stellung ein. Sie überwacht und koordiniert nämlich als Hauptkontrollpunkt die innersekretorischen Drüsen. Die mit dem Gehirn verknüpfte Hirnanhangdrüse ist im Orchester der Hormondrüsen, wie gesagt, der Kapellmeister.
Die Drüse mit dem Dirigentenstab weist die ihr unterstehenden Drüsen im Auftrag des Gehirns an: zum Beispiel die Hoden zur Bildung des männlichen Geschlechtshormons Testosteron (das die Ausbildung der männlichen Geschlechtsmerkmale bewirkt) oder die Eierstöcke zur Bildung der weiblichen Geschlechtshormone Östrogen und Progesteron (die im Menstruationszyklus die Eireifung regulieren) oder die Nebennieren zur Bildung von Hydrocortison, das entzündungshemmend wirkt. Kurzum: die Hirnanhangdrüse sorgt für eine wohlabgestufte Hormonausschüttung der innersekretorischen Drüsen. Sie selbst schüttet ihrerseits eine Fülle verschiedener Hormone aus, die unter anderem an der Regulierung des Wachstums, des Stoffwechsels, der Geschlechtsfunktion, des Blutdrucks, der Körpertemperatur, der Abwehr bei Krankheiten beteiligt sind.
○ Einem Organ, das im Drüsenensemble eigentlich nicht nur der Dirigent ist, sondern zudem die erste Geige spielt, kommt in der Reflexzonenmassage eine Schlüsselrolle zu, denn ihre chronische Unter- oder Überfunktion beeinträchtigt erheblich die Gesundheit von Leib, Seele und Geist.

Schilddrüse

Ohne Schilddrüse bliebe der Mensch ein Zwerg und ein Idiot. Die Schilddrüse bestimmt maßgeblich Wachstum, Intelligenz und Temperament.

Das im Halsbereich – vor und seitlich der Luftröhre – gelagerte zweilappige Organ, das rund 25 bis 30 Gramm wiegt, produziert jodreiche Hormone (das wichtigste ist das Thyroxin), die den Stoffwechsel aktivieren.
Bei Überfunktion der Schilddrüse – also bei gesteigerter Produktion ihrer Hormone – werden die Nährstoffe zu schnell verbrannt (hohe Stoffwechselgeschwindigkeit), und es kommt zu einer hektischen Aktivität der Körperorgane und Lebensfunktionen. Symptome sind zum Beispiel Unruhe, Nervosität, Übererregbarkeit, schneller Puls, hoher Blutdruck, Gewichtsverlust trotz Heißhungers, Muskelschwäche, gehäufter Stuhlgang, Wärmeüberempfindlichkeit, starkes Schwitzen, eventuell Glotzaugen (Basedowsche Krankheit) und Kropf.
Bei Unterfunktion der Schilddrüse – also bei verminderter Produktion ihrer Hormone – werden die Verbrennungsvorgänge gedrosselt. Dadurch verlangsamen sich die Lebensfunktionen. Es kommt zu Symptomen wie Wachstumsverzögerung, Zwergwuchs, körperliche und geistige Trägheit, Müdigkeit, erniedrigte Körpertemperatur, Leistungsminderung, Kretinismus, Gewichtszunahme, Verstopfung, Kälteüberempfindlichkeit, trockene und rauhe Haut usw.

○ Die Handreflexzonenmassage begünstigt die ausgeglichene Funktion der Schilddrüse, eines der höchsten Stoffwechselkommandanten.

Nebenschilddrüsen
Die Nebenschilddrüsen, vier linsengroße, kaffeebraune Gebilde von 5 mm Durchmesser, gelegen an den Polen der Schilddrüse, haben aber mit deren Funktion nichts zu tun. Sie sind selbständige Hormondrüsen, deren Hormone (Parathormon) den Kalkhaushalt im Körper steuern. Damit hängt zum Beispiel die Betätigung der Muskeln und die Bildung von Zähnen und Knochen zusammen.

Bei Parathormonmangel kommt es zu Tetanie (Muskelkrämpfen), zu einem übererregten Nervensystem, zu Haarausfall, Durchfall, Zahnschmelzdefekten, spärlicher Urinausscheidung usw.
Bei Parathormonüberschuß kommt es unter anderem zu einer Entkalkung der Knochen, die dadurch brüchig werden.

○ Die Bearbeitung der Nebenschilddrüsenreflexe auf der Hand unterstützt das »Organchen«, die Funktion, die Kalkverteilung im Blut und in den Geweben zu regulieren, im rechten Maß zu erfüllen.

Nebennieren
Die Nebennieren sitzen kappenförmig auf dem oberen Pol jeder Niere, haben aber mit den Nieren selbst nichts zu tun. Die Nebennieren bestehen aus Mark und Rinde, die beide Hormone produzieren, die überall steuernd »mitmischen«: beim Stoffwechsel der Fette, Eiweiße und Kohlenhydrate, beim Wasser- und Mineralstoffhaushalt, bei den Funktionen von Herz, Kreislauf und Nervensystem, in der Geschlechtssphäre usw.
Das wohl bekannteste der Nebennierenhormone ist das Adrenalin. Es hilft dem Menschen, Erschöpfung, Angst, Spannung und Streß zu bewältigen bzw. zu überwinden. Wenn wir zum Beispiel übermüdet sind oder erschrecken, schütten die Nebennieren größere Mengen Adrenalin aus (Adrenalinstoß). Dank des Adrenalins wird die Herztätigkeit verstärkt und die Blutversorgung der Muskeln verbessert, der Blutdruck steigt, die Blutgefäße der inneren Organe straffen sich, die Leber wirft aus ihrem Speicher Zucker ins Blut, die Atmungswege erweitern sich, so daß die Atmung erleichtert wird. Kurzum: die Ermüdung verfliegt, weil die Leistungsreserven des Körpers auf der Stelle mobilisiert werden.
Alles in allem kann die Mißfunktion der Nebennieren vielerlei Störungen und Beschwerden nach sich ziehen: Allergien,

Blutzuckermangel (mit Zittern, Schweißausbrüchen und Pulsjagen), Arthritis, Rheuma, Asthma, Muskelschwäche, Krampfneigung, Nierenschäden (durch zu hohe Salzkonzentration im Harn), zu hohen oder zu niedrigen Blutdruck, Angstzustände, Vermännlichung von Frauen und Verweiblichung von Männern, rasche Ermüdbarkeit.

○ Um die Gesundheit zu kräftigen, die Infektionsabwehr zu steigern und Ausdauer und Energie zu gewinnen, lohnt es sich also, die Nebennierenreflexzonen zu bearbeiten.

Bauchspeicheldrüse

Die größte der innersekretorischen Drüsen ist die Bauchspeicheldrüse. Sie ist schmal und 15 bis 20 cm lang, rund 70 g schwer und liegt horizontal hinter dem Magen.
Einerseits ist sie eine Drüse mit äußerer Sekretion: sie liefert den Bauchspeichel in den Dünndarm.
Andererseits ist sie eine Drüse mit innerer Sekretion: sie produziert Hormone, namentlich das Insulin und das Glukagon, die direkt in die Blutbahn übertreten.
Durch Insulinmangel entsteht bekanntlich die Zuckerkrankheit, an der in der Bundesrepublik Deutschland rund zwei Millionen Bürger leiden. Die Diabetiker können mangels Insulin den aus den Kohlenhydraten der Mahlzeiten gewonnenen Zucker (Glukose) im Blut nicht richtig verwerten. Nierenüberlastung, Übersäuerung des Blutes sowie Störungen des Kreislaufs und der Atmung sind Folgen davon.

○ Wenn wir die Handreflexzonen der Bauchspeicheldrüse bearbeiten, tragen wir dazu bei, sie als erstrangiges Steuerungsorgan der Verdauung und des Stoffwechsels funktionstüchtig zu erhalten.
○ Darüber hinaus fördert die durch Handzonenmassage aktivierte Bauchspeicheldrüse unsere Energie und geistige Wachheit.

Die männlichen Geschlechtsdrüsen (Hoden) und die weiblichen Geschlechtsdrüsen (Eierstöcke) wurden schon auf Seite 114 behandelt.
Die *Heilhilfen,* die die Handreflexe der Hormondrüsen im einzelnen bieten, finden Sie im Lexikonteil aufgelistet.
Im Rahmen der anschließenden Darstellung der Reflexzonen der Hirnanhangdrüse, der Schilddrüse, der Nebenschilddrüsen, der Nebennieren und der Bauchspeicheldrüse heben wir nur die Hauptwirkungen hervor.

Hirnanhangdrüsenreflex

Die Reflexzone der Hirnanhangdrüse ist nur ein hirsekorngroßer Punkt. Der Reflexpunkt liegt – an beiden Händen – in der Mitte der Daumenbeere.

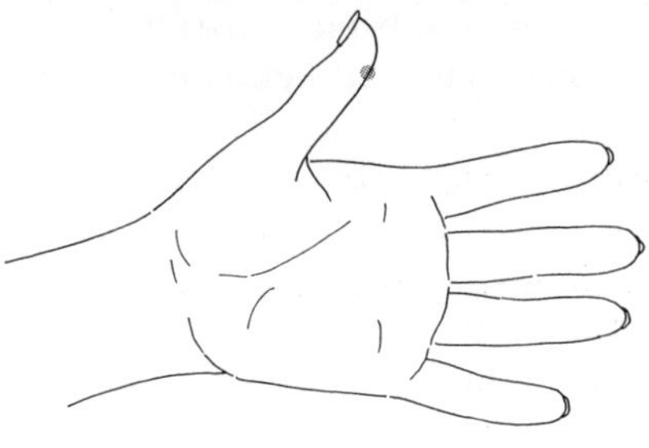

Hauptwirkungen:

○ Die kräftige Bearbeitung des Hirnanhangdrüsenreflexes ist natürlich besonders zur Erleichterung bei allen Drüsenproblemen angebracht, zum Beispiel bei Schilddrüsenüber- oder -unterfunktion, Kropf, Basedowscher Krankheit oder Diabetes (Zuckerkrankheit).

Schilddrüsenreflex

Die Schilddrüsenreflexzone liegt auf beiden Handflächen am zeigefingerseitigen Rand der Daumenbasis.

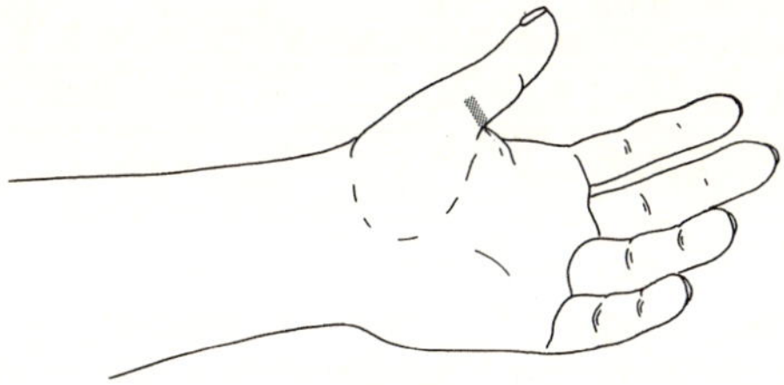

Hauptwirkungen:
○ Um vegetative Überreaktionen zu vermeiden, massieren wir den Schilddrüsenreflex behutsam. In erster Linie ist die Massage angezeigt bei Drüsenproblemen wie Schilddrüsenüber- oder -unterfunktion, Kropf, Basedowscher Krankheit und Diabetes.

Nebenschilddrüsenreflex

Die Reflexzone der Nebenschilddrüsen liegt auf beiden Händen mehr oder weniger an der gleichen Stelle wie die Reflexzone der Schilddrüse.

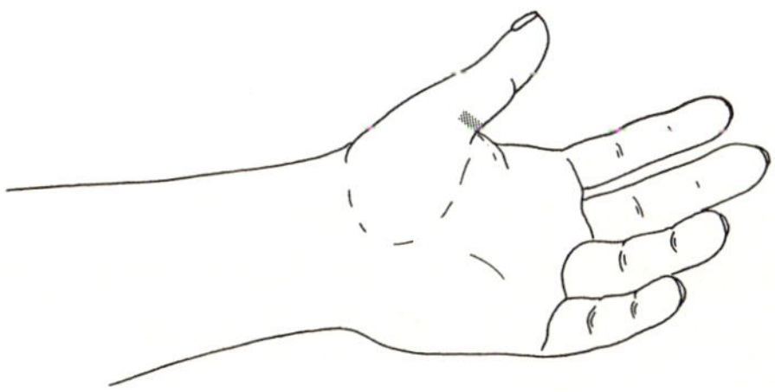

Hauptwirkungen:

○ Vorrang hat die – vorsichtige – Reflexzonenmassage der Nebenschilddrüsen bei Kalziummangel, Muskelschwund, Osteoporose (Knochenschwund), Wadenkrämpfen und Krämpfen allgemein.

Nebennierenreflex

Die Reflexzone der Nebennieren befindet sich – wie es einem paarigen Organ entspricht – an beiden Händen auf der Handfläche vor dem Innenrand des Daumenballens in einer Linie mit dem Zeigefinger, und zwar auf dem oberen Pol der Nierenreflexzone.

Wenn wir uns von der Basis des Zeigefingers eine Linie zum Handgelenk denken, liegt die Nebennierenreflexzone nach dem ersten Drittel der Strecke.

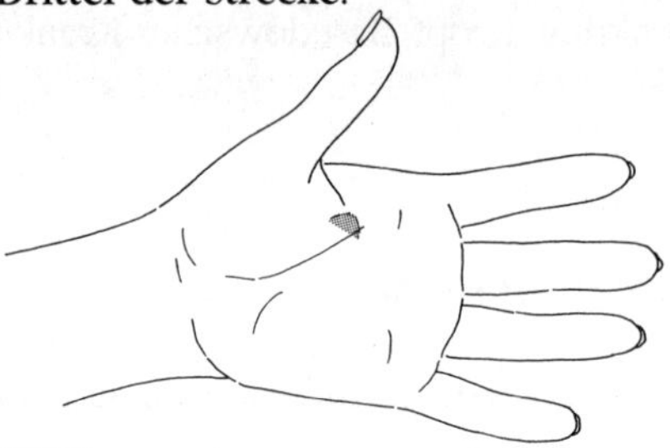

Hauptwirkungen:

○ Die Massage der Nebennieren-Handreflexzone ist an so vielen »Fronten« einsetzbar – bei Erkrankungen der Haut, der Gelenke und Muskeln, der Sinnesorgane, der Atmungswege, des Verdauungssystems, des Herzens und des Kreislaufs, des Urogenitalsystems, der Drüsen und der Nerven –, daß wir nur auf den Lexikonteil verweisen können.

○ Bei Erschöpfungszuständen und gegen vorzeitiges Altern ist die Bearbeitung des Nebennierenreflexes auf der Hand aber ein Muß.

Bauchspeicheldrüsenreflex

Die Reflexzone der Bauchspeicheldrüse finden wir zwar auf beiden Handflächen, aber auf der linken Handfläche ist sie größer als auf der rechten, denn die Bauchspeicheldrüse befindet sich größtenteils in der linken Körperhälfte. Die Reflexzone liegt in der Mitte der Innenhand (überlappt von der Magenzone).

Auf der linken Handfläche erstreckt sie sich von unterhalb des Ringfingerballens bis zur Handkante unterhalb des Zeigefingerballens, auf der rechten Handfläche verläuft sie unterhalb des Zeigefingerballens von der Handkante bis unterhalb der Falte zwischen Zeigefinger und Mittelfinger.

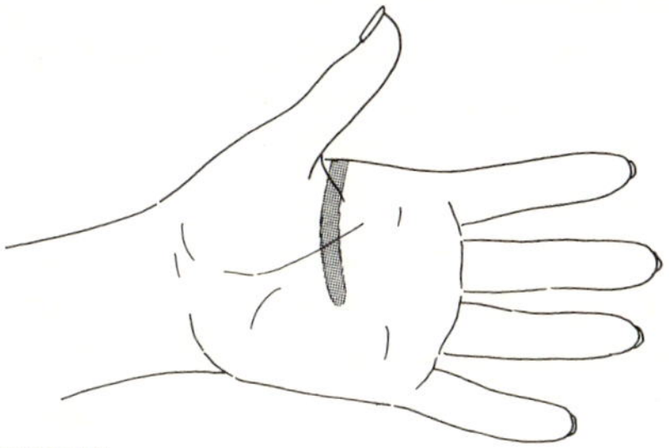

Hauptwirkungen:

○ Bei Problemen der Verdauung und des Stoffwechsels leistet die Handreflexbearbeitung der Bauchspeicheldrüse gute Dienste. Diabetiker sollten die Zone nur mit ärztlicher Zustimmung vorsichtig massieren!

9. Die Leibwache

Reflexzonen: Lymphsystem

Neben dem Blutgefäßsystem gibt es im Körper noch ein zweites Netzwerk von Röhren und Röhrchen im Dienste der Ernährung und Reinigung der Gewebe und Organe: das Lymphgefäßsystem, das sogar noch ausgedehnter ist als das Blutadernsystem.

Die Körperflüssigkeit, die die Lymphgefäße, die den ganzen Körper durchziehen, transportieren und dem Blutkreislauf zuführen, heißt Lymphe. Sie versorgt das Körpergewebe mit Nährstoffen. Neben dem Stoffwechsel und der Ernährung dient sie aber vor allem der Infektionsabwehr und Entgiftung. Das Lymphsystem ist gewissermaßen unsere Leibwache.

Die Lymphe ist wie ein reinigender Strom, der die Gift- und Schadstoffe fortschwemmt.

Wie die Eisenbahnlinien in einem Zentralbahnhof zusammenlaufen, so strömen die Lymphbahnen in Lymphknoten (fälschlich Lymphdrüsen genannt) zusammen. Die Lymphbahnen leiten den Lymphknoten die im Körper aufgefangenen Krankheitserreger, Entzündungsprodukte, Abfallstoffe und sonstigen Verunreinigungen zu. Die bohnenförmigen Lymphknoten – sie liegen gehäuft am Hals, in der Achselhöhle und in der Leistengegend – erfüllen die Funktion einer Quarantänestation bzw. eines Filters. Sie halten die Bakterien, Gifte, Fremdkörper und Schlacken fest, entfernen und vernichten sie. Im Kampf gegen die Schädlinge schwellen sie an. Lymphknoten: Barriere und Bollwerk der Immunabwehr, Entsorgungsanlage für Müll und Sondermüll.

○ Die Massage der Lymphreflexzonen erleichtert es dem Körper, sich aus eigener Kraft von den bedrohlichen Gift- und Schadstoffen sowie von Infektionen zu befreien.

Die *Heilhilfen,* die die Handreflexe des Lymphsystems im einzelnen bieten, finden Sie im Lexikonteil aufgelistet.
Im Rahmen der anschließenden Darstellung der Reflexzonen der Lymphbahnen und -knoten heben wir nur die Hauptwirkungen hervor.

Lymphsystemreflexe

Die Reflexzonen der Lymphknoten der Leisten und des Beckens bzw. der Beckenlymphbahnen liegen im Bereich der Handwurzel um das Handgelenk herum.
Die Reflexzonen der oberen Lymphbahnen befinden sich an und zwischen den Fingergrundgelenken. Bei der Bearbeitung umkreisen wir massierend die Fingergrundgelenke.
Die Reflexzone der Lymphknoten der Achselhöhle liegt knapp unterhalb des Schultergelenksreflexes an der kleinfingerseitigen Handkante.
Die Reflexzonen des Lymphgefäßsystems finden wir auf der Innenhand und auf dem Handrücken beider Hände.

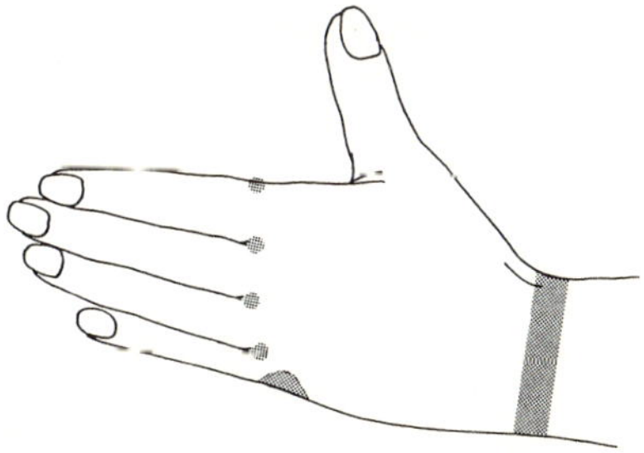

Hauptwirkungen:

○ Die Hand-Reflexzonenmassage des Lymphgefäßsystems arbeitet in erster Linie allen Entzündungen und Infektionen entgegen.

10. Außenministerium und Innenministerium

Reflexzonen: Gehirn und Sonnengeflecht

Unser Gesamtnervensystem besteht aus einem »Außenministerium« (Zentralnervensystem) und einem »Innenministerium« (vegetatives Nervensystem).

○ Das *Zentralnervensystem* mit den Zentren Gehirn und Rückenmark regelt unsere Beziehung zur Umwelt. Die von Haut, Muskeln, Sinnesorganen usw. aufgenommenen Reize (Licht, Schallwellen, Wärme und Kälte, Berührungen usw.) werden von zuführenden Nervenfasern den Schaltstellen Gehirn und Rückenmark gemeldet, die die eingetroffenen Nachrichten und Informationen wie ein Computer verarbeiten und blitzartig auf die Geschehnisse antworten. Das heißt: Gehirn und Rückenmark erteilen entsprechende Befehle. Die Anordnungen werden von ableitenden Nervenfasern an die Außenstellen weitergeleitet, die die aufgetragenen Sofortmaßnahmen (Reflexe und Reaktionen) auslösen: zum Beispiel Flucht- und Abwehrbewegungen bei Gefahr.

Das Zentralnervensystem ist also unser »Umweltnervensystem«: es erlaubt uns, mit der Umwelt in Beziehung zu treten, zu sehen, zu hören, zu fühlen, zu riechen, zu schmecken ...

○ Das *vegetative Nervensystem* hingegen ist unser »Innenweltnervensystem«: es beherrscht die von unserem Willen und unserem Bewußtsein unabhängige Tätigkeit unserer inneren Organe (der Eingeweide, der Drüsen etc.). Mit anderen Worten: es regelt Verdauung, Hormonsekretion, Atmung, Stoffwechsel, Fortpflanzung u.a.m.

Das vegetative Nervensystem, dem also das harmonische Zusammenspiel der Organfunktionen untersteht, ist verknüpft mit unserer Psyche. Seelenleben und Gemütsleben beeinflussen die vegetativen Funktionen und umgekehrt. Davon zeugen nicht nur Angstschweiß oder Gänsehaut, sondern eine Fülle von Gesundheitsstörungen von Kopfschmerz bis Herzjagen. Die »hundert Übel« nennt die altchinesische Heilkunst die Beschwerden und Krankheiten, die in Entgleisungen des vegetativen Nervensystems wurzeln.

Gehirn

Das Gehirn ist der Zentralcomputer des Menschen (wobei das menschliche Gehirn mit seinen Milliarden Nervenzellen natürlich unendlich komplizierter ist als der modernste Computer). Es koordiniert und steuert die Körperfunktionen, die Reflexe, das Gleichgewicht, die Muskelbewegungen, die Körpertemperatur, den Wach-Schlaf-Rhythmus, die Triebe (wie Hunger oder Geschlechtstrieb).

Das Großhirn im besonderen ist der Sitz des Bewußtseins, des Gefühls- und Seelenlebens sowie der Denkprozesse. Es steuert die Sprache und prägt die Persönlichkeit sowie die Intelligenz.

Die linke Gehirnhälfte ist mit den Fähigkeiten der Analyse ausgestattet und ist zuständig beispielsweise für Lesen und Schreiben, Sprache und Logik. Die rechte Gehirnhälfte ist mit den Fähigkeiten der Synthese ausgestattet: sie erfaßt die Informationen ganzheitlich, das heißt, sie nimmt nicht einzelne Dinge wahr, sondern Zusammenhänge und Beziehungen zwischen den Gegenständen. Sie ist daher zuständig beispielsweise für die Wahrnehmung von Räumlichkeit und Tiefe, von Musik, von Farbe. Sie erkennt Muster und Personen.

Bei der Regelung und Steuerung der Körperfunktionen durch das Gehirn ist zu beachten, daß die linke Körperhälfte von der rechten Hirnhälfte versorgt wird und umgekehrt.

○ Die Reflexzonenmassage ist ein gutes Mittel, die Gehirnfunktionen anzuregen und das Zentralnervensystem zu harmonisieren.

Sonnengeflecht

Das vegetative Nervensystem hat seine Zentren zwar im Zwischenhirn, Mittelhirn, verlängerten Mark und Rückenmark, aber das sogenannte Sonnengeflecht (Solar plexus) in der Bauchhöhle ist die mächtigste Nervenschaltstelle des vegetativen Nervensystems. Der Nervenknotenpunkt Sonnengeflecht wird deshalb das »Bauchhirn« genannt.

Das in der Magengrube vor dem Zwerchfell sitzende Sonnengeflecht, ein Nervennetz mit einem Drähtegewirr, ist der Betriebsleiter des Unterleibs, der die Eingeweide, den Magen, die Leber, die Nieren etc. anweist, was sie zu tun und zu lassen haben, und der diese kontrolliert.

In der fernöstlichen Heilkunst gilt das Sonnengeflecht überhaupt als der Zentralspeicher der Lebensenergie, also der Triebkraft des Lebens.

○ Wenn wir durch Handreflexzonenmassage die zentrale Nervenschaltstelle der vegetativen Funktionen – also das Sonnengeflecht – ansprechen, so ist das der Entspannung, der Lockerung und der Streßabwehr dienlich. Die Sonnengeflechts-Reflexbearbeitung beruhigt bei Nervosität und Unruhegefühlen, hilft Panikreaktionen vermeiden, kräftigt den regelmäßigen Atemrhythmus.

○ Zumal das Sonnengeflecht die Konflikte zwischen oberer und unterer Körperhälfte auszutragen hat, schafft dessen Reflexzonenmassage eine Balance und beugt der Kopflastigkeit und einer lebensfeindlichen Einstellung vor.

Die *Heilhilfen,* die die Handreflexe des Nervensystems im einzelnen bieten, finden Sie im Lexikonteil aufgelistet.

Im Rahmen der anschließenden Darstellung der Reflexzonen des Gehirns und des Sonnengeflechts heben wir nur die Schwerpunkte ihrer Wirkung hervor.

Gehirnreflex

Die Gehirnreflexzone befindet sich auf beiden Handinnenseiten an der Daumenspitze. Zur Beeinflussung der linken Körperhälfte massieren wir die rechte Daumenbeere und umgekehrt.

○ Wir massieren die Handreflexe natürlich, um Störungen der Funktionen des Gehirns und des Zentralen Nervensystems aufzufangen bzw. zu parieren. Es sind dies hunderterlei, ja tausenderlei Funktionen.
Nur ein paar Beispiele: Die Massage unterstützt die ärztliche Behandlung bei Lähmungen, Epilepsie, Multipler Sklerose, Parkinsonscher Krankheit, Erschöpfungszuständen, Nervenschwäche, Geistesabwesenheit und Gleichgewichtsstörungen ...

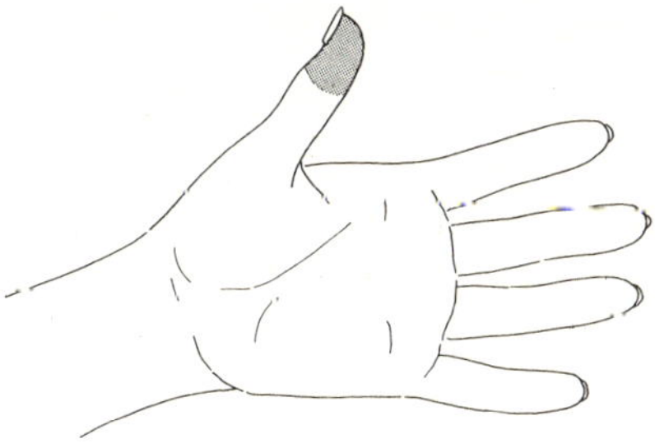

Sonnengeflechtsreflex

Der Schwerpunkt der Reflexzone des Sonnengeflechts liegt an beiden Händen in der Mitte der Handfläche – unterhalb der Ballen des Mittelfingers und des Ringfingers.
Da das Sonnengeflecht vor dem Zwerchfell liegt, fällt die Reflexzone des Sonnengeflechts mit der des Zwerchfells (siehe Seite 96) zusammen.

○ Die Sonnengeflechtszone ist der klassische Bereich zur Behandlung von vegetativen Störungen aller Art, den sogenannten »100 Übeln«, zwischen Händezittern und Schlaflosigkeit.

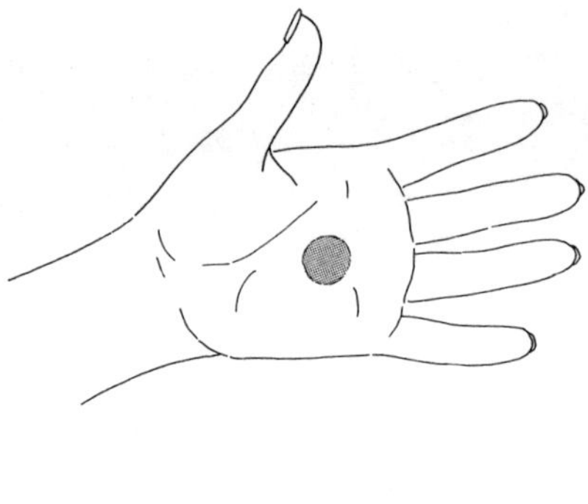

11. Bollwerk

Zonen-Programm zur Vorbeugung

32 Handreflexzonen haben wir in Wort und Bild vorgestellt. Je nach Beschwerde bearbeiten Sie im Bedarfsfall die eine oder die andere. Sie können dadurch Schmerzen dämpfen, Leiden bessern, Störungen verhüten.
Zur allgemeinen Gesunderhaltung und Vorbeugung aber sollten Sie regelmäßig – täglich – drei Zonen massieren: die Handreflexzonen

- der Wirbelsäule,
- des Sonnengeflechts,
- und – abwechselnd – der Leber oder der Nieren.

Wir bearbeiten die Bereiche mit kreisendem Druck je achtmal an jeder Hand (nur die Leber hat auf der linken Hand keine Entsprechung).
Die Massage der Handreflexzonen der Wirbelsäule, des Sonnengeflechts und der Leber bzw. der Nieren hilft uns (neben der Pressur der Energiepunkte Di-4, H-7 und KS-6: siehe Kapitel 7 des ersten Teils) in dem Bemühen, unsere Gesundheit zu einem unangreifbaren Bollwerk auszubauen. Damit Sie sich ein Bild machen können von der Reichweite der Handzonen, die wir täglich zu bearbeiten vorschlagen, bieten wir Ihnen im folgenden eine Zusammenstellung der Symptome, die über die Wirbelsäulenreflexzone und über die Sonnengeflechtsreflexzone beeinflußt werden können. Um unsere Gesundheitsfestung zu stärken, suchen wir die genannten Störungen vorbeugend zu vermeiden.

Wirbelsäulenreflexzone (vergleiche Seite 83)
Die Massage der Wirbelsäulenreflexzone auf der Hand hilft mit, uns gegen folgende Beschwerden zu wappnen:

Sinnesorgane:
Überanstrengte Augen (zum Beispiel durch Bildschirmarbeit oder schlechte Beleuchtung).
Muskeln, Skelett und Gelenke:
Bandscheibenbeschwerden, Verspannungskopfschmerz, Nakkenschmerzen, Schulterschmerzen, Verspannungen, Rückenschmerzen, Hexenschuß, Kreuzschmerzen, Hüftgelenksleiden, Steißbeinschmerzen, Ischias, Arthritis, Armschmerzen und geschwollene Beine.
Verdauung und Stoffwechsel:
Bauchschmerzen, Magenschmerzen, Magengeschwüre infolge von Streß, Darmschleimhautentzündung, Nierenbeschwerden, Leberstörungen und Gallenblasenbeschwerden.
Herz, Kreislauf und Gefäße:
Verkalkung, Krampfadern, Taubheit in den Fingerspitzen, Durchblutungsstörungen, hoher Blutdruck infolge von Streß sowie Schlaganfall.
Urogenitalsystem:
Reizblase, Bettnässen und Menstruationskrämpfe.
Nervensystem und Gehirn:
Migräne, Lähmungen, Multiple Sklerose (chronische Erkrankung des Zentralnervensystems), Streß, Angespanntheit und rasche Ermüdbarkeit.
Seele und Geist:
Psychische Labilität, Reizbarkeit und Schlafstörungen infolge von Streß.
Sonstiges: Vorzeitiges Altern

Sonnengeflechtsreflexzone (vergleiche Seite 134)
Die regelmäßige Massage der Handreflexzone des Sonnengeflechts hilft uns, vielerlei Beschwerden und Leiden erträglicher zu machen oder fernzuhalten, zum Beispiel:
Haut und Haare:
Hautleiden, Akne, Ekzem, Zellulitis, Gürtelrose und Hautgeschwüre.

Muskeln, Skelett und Gelenke:
Schulterschmerzen, Nackenschmerzen, Rückenschmerzen, Kreuzschmerzen, Hexenschuß, Verspannungen und Arthritis.
Sinnesorgane:
Gehörschwäche, Taubheit und Ohrgeräusche.
Atmungssystem:
Asthma, Lungenemphysem, Bronchitis und Lungenleiden allgemein.
Verdauung und Stoffwechsel:
Mundtrockenheit, Blähungen, Sodbrennen, Magenschmerzen, Gastritis, Magengeschwür, Zwölffingerdarmgeschwür, Durchfall, Verstopfung, Übelkeit, Dickdarmentzündung und Hämorrhoiden, ebenso Gelbsucht.
Herz, Kreislauf und Gefäße:
Herzleiden, periphere Durchblutungsstörungen und Kreislaufstörungen, Angina pectoris, überhöhter Cholesterinspiegel, Arterienverkalkung sowie niedriger oder hoher Blutdruck.
Urogenitalsystem:
Bettnässen, Blasenreizung, Sterilität, Impotenz und Menstruationsbeschwerden.
Drüsen:
Schilddrüsenüberfunktion oder -unterfunktion.
Infektionskrankheiten:
Infektionen.
Nervensystem und Gehirn:
Migräne, Seekrankheit, Vergeßlichkeit, Heuschnupfen, Streß, Müdigkeit, Überanstrengung, vegetative Störungen, nervliche Erschöpfung, nervöse Spannungen, Nervenschwäche, Energieschwäche.
Seele und Geist:
Angstzustände, Schlaflosigkeit und sprunghafter Stimmungswechsel.
Sonstiges:
Vorzeitiges Altern.

Dritter Teil

Hand-Lexikon

Gesundheitsstörungen von A bis Z und ihre Be»hand«lung

1.

Bei schwerer Erkrankung ist vor einer Selbstbehandlung ohne Konsultierung und Kontrolle Ihres Arztes grundsätzlich zu warnen!
Wenn wir dennoch ernste Krankheiten in unsere Liste aufgenommen haben (schließlich sind Akupressur und Reflexzonenmassage nicht nur bei harmlosen Alltagsbeschwerden nutzbringend), so geschah das nicht in der Absicht, den Arzt zu verdrängen, sondern zu dem Zweck, Erste Hilfe zu bieten und die ärztliche Behandlung wirkungsvoll zu unterstützen oder zu ergänzen.
Ärztlicher Rat und ärztliche Hilfe entbinden uns keineswegs der Verantwortung, selbst einen aktiven Beitrag für unsere Gesundheit zu leisten und die natürlichen Selbstheilungskräfte zu stärken.
Akupressur und Reflexzonenmassage, die mit den Universalgesetzen der Natur arbeiten, beschleunigen den Heilungsprozeß, beugen Krankheiten vor, verbessern das Gesamtbefinden und bereichern die Lebensqualität.

2.

Unter 238 Stichworten im Lexikonteil werden an die 400 Symptome aus der Palette der Krankheiten berücksichtigt.

3.

Zum schnellen Auffinden der gesuchten Handpunkte und Handzonen benützen Sie bitte das Punkte- und Zonenverzeichnis auf den Seiten 7 und 8.

A

Abmagerung
○ *Handpunkt:* Di-8
○ *Handzonen:* Dünndarm, Dickdarm, Leber, Schilddrüse

Abszeß
○ *Handzone:* Lymphsystem

Akne (Pickel, Hautpusteln)
○ *Handpunkte:* Di-3, Dü-6
○ *Handzonen:* Leber, Gallenblase, Nieren, Harnleiter und Blase, Eierstöcke/Hoden, Gebärmutter/Prostata, Hirnanhangdrüse, Schilddrüse, Nebennieren, Bauchspeicheldrüse, Lymphsystem, Gehirn, Sonnengeflecht

Alkoholismus (Trunksucht)
○ *Handzonen:* Leber, Hirnanhangdrüse, Schilddrüse, Nebennieren, Bauchspeicheldrüse

Allergien s. a. Heuschnupfen
○ *Handpunkte:* Di-4 und Di-11 bei Hautallergien
○ *Handzonen:* Nieren, Harnleiter und Blase, Eierstöcke/Hoden, Gebärmutter/Prostata, Hirnanhangdrüse, Schilddrüse, Nebenschilddrüsen, Nebennieren, Bauchspeicheldrüse, Gehirn

Altern, vorzeitiges
○ *Handpunkte:* Lu-5, Lu-9, H-7, KS-7, 3E-4, 3E-10
○ *Handzonen:* Wirbelsäule, Leber, Eierstöcke/Hoden, Hirnanhangdrüse, Schilddrüse, Nebenschilddrüsen, Nebennieren, Sonnengeflecht

Anämie s. Blutarmut

Angina s. Mandelentzündung

Angina pectoris (Herzanfall)
○ *Handpunkte:* H-5, H-7, KS-4, KS-6, 3E-1, 3E-6
○ *Handzonen:* Herz, Sonnengeflecht

Angstzustände
○ *Handpunkte:* Angstgefühle: H-6, H-7, H-9, KS-5, KS-6, KS-7, KS-8
Prüfungsangst und Lampenfieber: H-7
Schreckhaftigkeit und Furchtsamkeit: Lu-5, Di-2, Di-3, H-5, H-6, H-7, H-8, H-9, Dü-7, KS-3, KS-4, KS-5, KS-7, KS-8, 3E-2, 3E-10
○ *Handzonen:* Nebenschilddrüsen, Sonnengeflecht

Appetitmangel
○ *Handpunkte:* Lu-10, Lu-11, H-7, H-9, KS-6, KS-8, 3E-1, 3E-10
○ *Handzonen:* Magen, Dünndarm, Dickdarm, Schilddrüse

Armschmerzen und Schulterschmerzen
○ *Handpunkte:*
Armschmerzen allgemein: Di-6, Di-7, Di-8, Di-11, H-5, Dü-2, Dü-4, Dü-6, 3E-3, 3E-8, 3E-9
Fingerschmerzen: Dü-2, Dü-7, 3E-5
Handschmerzen: Lu-7, Lu-8, H-5, H-8, Dü-2, Dü-7
Handgelenkschmerzen: H-5, KS-6, KS-8, 3E-4, 3E-5
Unterarmschmerzen: 3E-2
Ellenbogenschmerzen: Lu-5, Lu-6, Di-8, H-5, Dü-3, Dü-8, KS-6, 3E-1, 3E-2, 3E-3
Oberarmschmerzen: H-5, H-8, Dü-8, KS-6, 3E-1
Schulterschmerzen: Lu-6, Lu-9,

Di-1, Di-2, Di-3, Di-4, Di-6, H-3, Dü-4, Dü-6, Dü-8, 3E-1
○ *Handzonen:*
Armschmerzen allgemein: Wirbelsäule, Nacken, Schultern, Lymphsystem
Schulterschmerzen: Wirbelsäule, Schultern, Hüfte und Beine, Lymphsystem, Sonnengeflecht

Arteriosklerose (Verkalkung)
○ *Handzonen:* Wirbelsäule, Dünndarm, Dickdarm, Leber, Gallenblase, Herz, Nieren, Eierstöcke/Hoden, Gebärmutter/Prostata, Hirnanhangdrüse, Schilddrüse, Nebennieren, Bauchspeicheldrüse, Gehirn, Sonnengeflecht

Arthritis (Gelenkentzündung)
○ *Handpunkte:*
Fingergelenkentzündung: Dü-4
Handgelenkentzündung: Lu-9, H-4, H-7, Dü-4, 3E-4
Ellenbogengelenkentzündung: Di-11, H-3, H-4, Dü-4, Dü-8, KS-3
Schultergelenkentzündung: Di-11, Dü-3, KS-6, 3E-5
○ *Handzonen:* Wirbelsäule, Schulter (bei Schulterarthritis), Arm und Ellenbogen (bei Handgelenk- und Ellenbogenarthritis), Hüfte und Beine (bei Arthritis in Hüfte und unteren Gliedmaßen), Magen, Dünndarm, Dickdarm, Leber, Gallenblase, Nieren, harnableitende Organe (Harnleiter und Blase), Eierstöcke/Hoden, Gebärmutter/Prostata, Hirnanhangdrüse, Schilddrüse, Nebenschilddrüsen, Nebennieren, Bauchspeicheldrüse, Lymphsystem, Gehirn, Sonnengeflecht

Arthrose (nichtentzündliche degenerative Gelenkerkrankung), Gelenkabnützung
○ *Handzonen:* Wirbelsäule, Magen, Dünndarm, Dickdarm, Leber, Gallenblase, Nieren, Harnleiter und Blase, Hirnanhangdrüse, Schilddrüse, Nebenschilddrüsen, Nebennieren, Bauchspeicheldrüse, Lymphsystem
Bei Hüftgelenkarthrose (Koxarthrose) speziell: Nieren, harnableitende Organe (Harnleiter und Blase), Nebennieren, Lymphsystem

Asthma
○ *Handpunkte:* Lu-5, Lu-6, Lu-7, Lu-8, Lu-10, Di-4, H-5, Dü-4, KS-6
○ *Handzonen:* Lunge/Bronchien, Zwerchfell, Dünndarm, Nieren, Harnleiter und Blase, Eierstöcke/Hoden, Gebärmutter/Prostata, Hirnanhangdrüse, Schilddrüse, Nebenschilddrüsen, Nebennieren, Bauchspeicheldrüse, Lymphsystem, Gehirn, Sonnengeflecht

Atembeschwerden s. a. Asthma, Atemnot und Bronchitis
○ *Handpunkte:* Lu-5, Lu-9, Lu-11
○ *Handzonen:* Luftröhre, Lunge, Zwerchfell, Gehirn

Atemnot (Kurzatmigkeit, Keuchatmung, Atembeklemmung)
○ *Handpunkte:* Lu-5, Lu-6, Lu-7, Lu-8, Lu-9, Di-1, Di-3, Di-5, Di-8, H-5, H-7, H-8, Dü-1, KS-7, 3E-4, 3E-8, 3E-10
○ *Handzonen:* Lunge/Bronchien

Aufstoßen s. Schluckauf

Augenprobleme (-schmerzen) s. a. Bindehautentzündung, Sehstörungen und Starbildung
○ *Handpunkte:*
Lu-5, Di-4, Di-11, H-5, Dü-2, 3E-6, 3E-10
Hornhautentzündung: 3E-1
Geschwollene oder gerötete oder tränende Augen: Lu-9, Di-11, Dü-3, Dü-4, KS-6, KS-7, 3E-2, 3E-4
○ *Handzonen:* Wirbelsäule, Nacken, Schultern, Augen, Leber, Nieren, harnableitende Organe (Harnleiter und Blase)

B

Bandscheibenbeschwerden und Wirbelsäulenbeschwerden
○ *Handpunkte:* Di-1, Di-2, Di-3, Di-4
○ *Handzonen:* Wirbelsäule, Nacken (besonders bei Halswirbelsäulensyndrom), Magen, Dünndarm, Dickdarm, Leber, Gallenblase, Nieren, Harnleiter und Blase

Basedowsche Krankheit s. a. Schilddrüsenstörungen
○ *Handzonen:* Hirnanhangdrüse, Schilddrüse

Bauchschmerzen (Leibschmerzen, Kolik)
○ *Handpunkte:* Lu-8, Lu-10, Di-7, Di-8, H-4, H-7, H-9, Dü-8, 3E-5
○ *Handzonen:* Wirbelsäule, Zwerchfell, Magen, Dünndarm, Dickdarm, Leber, Gallenblase, Hirnanhangdrüse, Nebennieren, Bauchspeicheldrüse, Sonnengeflecht

Bettnässen
○ *Handpunkt:* Lu-9
○ *Handzonen:* Wirbelsäule, Nieren, harnableitende Organe (Harnleiter und Blase), Hirnanhangdrüse, Schilddrüse, Nebenschilddrüsen, Bauchspeicheldrüse, Lymphsystem, Sonnengeflecht

Bewußtlosigkeit und Ohnmacht
○ *Handpunkte:* Lu-7, Lu-9, Lu-10, Lu-11, Di-10, H-3, H-7, H-9, Dü-1, KS-5, KS-6, KS-8, 3E-3
○ *Handzonen:* Augen, Ohren, Nebennieren, Gehirn

Bindehautentzündung
○ *Handpunkte:* Lu-5, Lu-11, Di-1, Di-2, Di-4, Di-5, Dü-3, 3E-5, 3E-10
○ *Handzonen:* Augen, Lymphsystem

Blähungen
○ *Handpunkte:* Lu-11, Di-4, Di-10, H-5, KS-6
○ *Handzonen:* Magen, Zwölffingerdarm, Dünndarm, Dickdarm, Leber, Gallenblase, Bauchspeicheldrüse, Sonnengeflecht

Blasenbeschwerden s. a. Blasenentzündung und Blasenreizung
○ *Handpunkte:*
Harnlaßstörungen: Lu-9, Di-9, H-8
Harnverhaltung: H-8, 3E-6
Spärlicher dunkler Urin: Lu-9, Di-6
Unwillkürliches Harnlassen und Blasenschwäche: H-5, H-7, H-8, 3E-5
○ *Handzonen:* Zwerchfell, Nieren, Blase, Gebärmutter/Prostata

Blasenentzündung (Cystitis) / Blaseninfektion
○ *Handzonen:* Zwerchfell, Leber,

Nieren, harnableitende Organe (Harnleiter und Blase), Nebennieren, Lymphsystem

Blasenreizung (Reizblase)
○ *Handzonen:* Wirbelsäule, Nieren, Harnleiter und Blase, Eierstöcke/Hoden, Gebärmutter/Prostata, Lymphsystem, Sonnengeflecht

Blutarmut (Anämie)
○ *Handpunkte:* Di-4, Di-11
○ *Handzonen:* Leber, Milz

Blutdruck, hoher (Hypertonie)
○ *Handpunkte:* Di-4, Di-11, H-3, H-7, KS-6, KS-7, KS-9, 3E-5
○ *Handzonen:* Wirbelsäule (bei Bluthochdruck infolge von Streß), Leber, Herz, Nieren, Hirnanhangdrüse, Schilddrüse, Nebennieren, Sonnengeflecht

Blutdruck, niedriger (Hypotonie)
○ *Handpunkte:* Lu-9, Di-5, Di-11, H-7, H-9, KS-6, KS-7, KS-9, 3E-4
○ *Handzonen:* Hirnanhangdrüse, Schilddrüse, Nebennieren, Bauchspeicheldrüse, Sonnengeflecht

Brechreiz / Übelkeit s. a. Erbrechen
○ *Handpunkte:* Lu-8, Lu-11, H-3, H-4, H-9, Dü-3, KS-4, KS-6, KS-7, 3E-6
Durch Schwangerschaft bedingter Brechreiz: 3E-4
○ *Handzonen:* Ohren, Zwerchfell, Magen, Dünndarm, Dickdarm, Gehirn

Bronchitis
○ *Handpunkte:* Lu-5, Lu-6, Lu-7, Lu-8, Lu-9, Lu-11, H-3, KS-3
○ *Handzonen:* Nacken, Luftröhre, Lunge/Bronchien, Zwerchfell, Dünndarm, Dickdarm, Leber, Gallenblase, harnableitende Organe (Harnleiter und Blase), Eierstöcke/Hoden, Gebärmutter/Prostata, Nebenschilddrüsen, Nebennieren, Lymphsystem, Sonnengeflecht

Brustdrüsenentzündung
○ *Handpunkt:* Di-8
○ *Handzonen:* Eierstöcke, Gebärmutter, Hirnanhangdrüse, Nebennieren, Lymphsystem

Bursitis s. Schleimbeutelentzündung

C

Cholesterinspiegel, erhöhter
○ *Handzonen:* Lunge, Leber, Gallenblase, Herz, Schilddrüse, Sonnengeflecht

D

Darmbeschwerden s. a. Darmgeschwüre, Dickdarmentzündung, Durchfall und Verstopfung
○ *Handpunkte:*
Dünndarmbeschwerden: Di-8
Dickdarmbeschwerden: Di-3, Di-6, KS-6, KS-7

Darmgeschwüre
○ *Handpunkte:* KS-3, KS-8
○ *Handzonen:* Magen, Zwölffingerdarm (Zwölffingerdarmgeschwür), Dünndarm, Dickdarm, Sonnengeflecht (Zwölffingerdarmgeschwür)

Darmkatarrh s. Dickdarmentzündung

Darmkollern (Gluckern in den Eingeweiden) s. Verdauungsstörungen

Depressionen (Melancholie, Niedergeschlagenheit, Trübsinnigkeit, Verzagtheit, Weinerlichkeit)
○ *Handpunkte:* Lu-5, Di-4, Di-11, H-3, H-4, H-5, H-8, H-9, Dü-7, KS-6, KS-8, 3E-5, 3E-10
○ *Handzonen:* Hirnanhangdrüse, Gehirn

Diabetes mellitus (Zuckerkrankheit)
○ *Handpunkte:* Di-11, Dü-4, KS-6
○ *Handzonen:* Magen, Zwölffingerdarm, Leber, Nieren, Eierstöcke/Hoden, Gebärmutter/Prostata, Hirnanhangdrüse, Schilddrüse, Nebennieren, Bauchspeicheldrüse (Reflex äußerst vorsichtig massieren!), Gehirn

Dickdarmentzündung (Kolitis), Darmkatarrh
○ *Handpunkte:* Lu-7, KS-3
○ *Handzonen:* Wirbelsäule, Magen, Zwölffingerdarm, Dünndarm, Dickdarm, Leber, Gallenblase, Eierstöcke/Hoden, Gebärmutter/Prostata, Hirnanhangdrüse, Schilddrüse, Nebennieren, Bauchspeicheldrüse, Lymphsystem, Gehirn, Sonnengeflecht

Durchblutungsstörungen, periphere s. a. Kreislaufstörungen
○ *Handpunkte:*
Kribbeln in den Fingern: Dü-2
Kribbeln in Händen und Armen: Dü-2, KS-9
Kalte Hände: Lu-7, Lu-9, Di-5, H-3, H-7, KS-7, 3E-4
Eingeschlafene oder gefühllose (»taube«) Hände bzw. Finger: Lu-11, Di-11, H-9, Dü-3
Gefühlloser Unterarm: Di-9, H-8, H-9
Gefühlloser Oberarm: H-4
Eingeschlafene Arme: Lu-7, Di-4, Di-10, Di-11, Dü-3
Gefühllosigkeit in der Schulter: H-8
Kribbeln in Füßen und Beinen: KS-9
Eingeschlafene Beine: Di-4, Di-10
Durchblutungsstörungen allgemein: Di-4, Di-10, Di-11
○ *Handzonen:* Wirbelsäule, Schulter, Arme und Ellenbogen, Hüfte und Beine, Dünndarm, Dickdarm, Leber, Gallenblase, Herz, Nieren (besonders bei »brennenden« Füßen), Harnleiter und Blase (ebenfalls bei »brennenden« Füßen), Bauchspeicheldrüse, Lymphsystem, Sonnengeflecht
Bei gefühllosen Fingerspitzen speziell: Wirbelsäule (siebenter Halswirbel), Nacken, Augen, Ohren

Durchfall
○ *Handpunkte:* Di-1, Di-2, Di-3, Di-4, Di-10, Di-11, H-6
Brechdurchfall: H-6, 3E-6
○ *Handzonen:* Magen, Dünndarm, Dickdarm, Lymphsystem, Sonnengeflecht

E

Ekzem
○ *Handpunkte:* Di-11, KS-3
○ *Handzonen:* Dickdarm, Leber,

Gallenblase, Nieren, Harnleiter und Blase, Eierstöcke/Hoden, Gebärmutter/Prostata, Hirnanhangdrüse, Schilddrüse, Nebenschilddrüsen, Nebennieren, Bauchspeicheldrüse, Gehirn, Sonnengeflecht

Energiemangel s. Erschöpfungszustände

Entzündungen
○ *Handzonen:* Nebenschilddrüsen, Lymphsystem

Epilepsie (Fallsucht)
Nicht während eines Anfalls drükken bzw. massieren!
○ *Handpunkte:* Lu-7, Di-4, Di-6, H-7, Dü-1, Dü-2, Dü-3, Dü-5, Dü-7, Dü-8, KS-5, KS-6, KS-7, KS-8, 3E-7, 3E-10
○ *Handzonen:* Leber, Bauchspeicheldrüse, Lymphsystem, Gehirn

Erbrechen s. a. Brechreiz (Übelkeit)
○ *Handpunkte:* Di-1, KS-3, KS-6, 3E-1, 3E-4
Brechdurchfall: 3E-6

Erkältung
○ *Handpunkte:* Lu-5, Lu-6, Lu-7, Di-1, Di-4, Di-11, KS-6
○ *Handzonen:* Augen, Ohren, Nase, Rachen, Lunge/Bronchien, Nieren, Hirnanhangdrüse, Nebennieren, Lymphsystem

Erschöpfungszustände (Leistungsverfall, Überanstrengung, Schwächegefühl, Energiemangel) s. a. Müdigkeit
○ *Handpunkte:* Lu-7, Di-4, Di-9, H-9, KS-8
○ *Handzonen:* Lunge, Leber, Nebennieren, Gehirn, Sonnengeflecht

F

Fettleibigkeit s. Übergewicht

Fieber
○ *Handpunkte:* Lu-5, Lu-6, Lu-10, Lu-11, Di-1, Di-4, Di-5, Di-8, Di-11, H-7, H-9, KS-3, KS-7, KS-8, 3E-5
Fieber mit kalten Gliedmaßen: Lu-7
Fieber ohne Schweiß: Lu-8, Dü-7, KS-6, 3E-1, 3E-2, 3E-3, 3E-6
Fieber mit Unruhe: H-9
Fieber mit Kopfschmerzen: KS-7
Fieber mit quälendem Durst: KS-8
Fiebrige Erkrankungen: KS-9
○ *Handzonen:* Hirnanhangdrüse, Nebennieren, Lymphsystem, Gehirn

Fingernägel, brüchige
○ *Handzonen:* Magen, Dünndarm, Dickdarm, Leber, Gallenblase, Nieren, Nebenschilddrüsen, Bauchspeicheldrüse

Frauenleiden (Erkrankungen des weiblichen Geschlechtsapparates) s. a. Brustdrüsenentzündung, Frigidität, Hitzewallungen, Menstruationsbeschwerden, Milchmangel und Wechselbeschwerden
○ *Handpunkte:* Di-4, Di-5, Di-11, H-5, H-6, H-8, H-9, KS-5, 3E-4, 3E-10
Weißfluß (Fluor albus, Leukorrhoe): H-6, H-9, 3E-4
○ *Handzonen:* Zwerchfell, Nieren, Eierstöcke, Gebärmutter, Hirnanhangdrüse, Schilddrüse, Nebenschilddrüsen, Nebennieren, Lymphsystem, Gehirn, Sonnengeflecht

Frigidität (Geschlechtskälte der Frau)

○ *Handpunkte:* Dü-5, 3E-4
○ *Handzonen:* Eierstöcke, Gebärmutter, Hirnanhangdrüse

Frostbeulen
○ *Handpunkte:* Di-4, 3E-4

Frustration
○ *Handpunkte:* Lu-7, Di-4, H-9

Furunkel und Karbunkel (Hautgeschwüre)
○ *Handpunkte:* Di-11, Dü-6, KS-5, KS-7, 3E-10
○ *Handzonen:* Nebennieren, Sonnengeflecht

G

Gallenblasenbeschwerden
○ *Handpunkt:* Dü-4
○ *Handzonen:* Wirbelsäule, (rechter) Schultergürtel, Zwerchfell, Dünndarm, Dickdarm, Leber, Gallenblase, Bauchspeicheldrüse

Gallensteine
○ *Handzonen:* Dünndarm, Dickdarm, Leber, Gallenblase

Gastritis (Magenschleimhautentzündung)
○ *Handpunkte:* Dü-4, KS-3, KS-6
○ *Handzonen:* Magen, Sonnengeflecht

Gelbsucht (Ikterus)
○ *Handpunkte:* Dü-3, Dü-4, KS-6, KS-8
○ *Handzonen:* Zwölffingerdarm, Leber, Gallenblase, Lymphsystem, Sonnengeflecht

Gelenkabnützung s. Arthrose

Gelenkentzündung s. Arthritis

Gelenkschmerzen s. a. Arthritis und Arthrose
○ *Handzonen:* Nieren, Harnleiter und Blase, Nebenschilddrüsen, Nebennieren, Lymphsystem

Gemütsstörungen aller Art
○ *Handpunkte:*
Dü-7, KS-6, KS-8
Tobsucht: Dü-5, Dü-7, KS-5
Jähzorn und Raserei: KS-8
Antriebsschwäche: Di-4, Di-11, H-3
Teilnahmslosigkeit (Apathie): H-7, 3E-10
Entschlußlosigkeit und Ratlosigkeit: KS-6
Verschlossenheit: H-7
Selbstzweifel: H-9

Gerstenkorn
○ *Handpunkte:* Lu-11, Dü-7
○ *Handzonen:* Augen, Lymphsystem

Gicht (gestörter Stoffwechsel der Harnsäure)
○ *Handzonen:* Nieren, Harnleiter und Blase, Hirnanhangdrüse, Nebennieren

Glaukom s. Starbildung (Grüner Star)

Gleichgewichtsstörungen
○ *Handpunkt:* Kopfschmerzen mit Gleichgewichtsstörungen: 3E-3
○ *Handzonen:* Ohren, Leber, Lymphsystem, Gehirn

Grauer Star s. Starbildung

Grippe / Grippaler Infekt
○ *Handpunkte:*
Grippe: Lu-7, 3E-4, 3E-5

Grippale Infekte: Lu-11, Di-4
○ *Handzonen:*
Grippe: Dünndarm, Dickdarm
Grippale Infekte: Nase, Rachen, Lymphsystem

Grüner Star (Glaukom) s. Starbildung

Gürtelrose
○ *Handpunkt:* KS-7
○ *Handzonen:* Wirbelsäule, Nieren, Harnleiter und Blase, Nebennieren, Lymphsystem, Sonnengeflecht

H

Haarausfall (seelisch bedingter)
○ *Handpunkte:* Lu-6, Lu-9, Di-4, Di-11

Hämorrhoiden
○ *Handpunkte:* Lu-6, Lu-7, Di-11, Dü-5, KS-4, KS-8
○ *Handzonen:* Dünndarm, Dickdarm, Leber, Gallenblase, Nieren, harnableitende Organe (Harnleiter und Blase), Nebennieren, Bauchspeicheldrüse, Sonnengeflecht

Halluzinationen
○ *Handpunkte:* Di-5, Di-7

Halsschmerzen s. a. Mandelentzündung
○ *Handpunkte:* Lu-10, Lu-11, Di-4, Di-11, KS-6, 3E-2
○ *Handzonen:* Rachen, Lymphsystem

Harnwegentzündung / Harnweginfektion
○ *Handzonen:* Nieren, Harnleiter und Blase

Hautausschlag
○ *Handpunkte:* Lu-5, Di-3, Di-4, Di-11, Dü-3, KS-3, KS-5, 3E-10
Flechte: KS-7
○ *Handzonen:* Leber, Hirnanhangdrüse, Sonnengeflecht

Hautjucken
○ *Handpunkte:* Di-4, Di-11, Dü-3

Hautleiden s. a. Abszeß, Akne, Ekzem, Furunkel, Gerstenkorn, Gürtelrose, Hautausschlag, Hautjucken, Herpes, Nesselausschlag, Schuppenflechte und Zellulitis
○ *Handpunkte:* Lu-5, Di-3
Hautflecke: 3E-4
Gerötetes Gesicht: H-5, H-7
Welke Gesichtshaut: Di-4, 3E-4
Trockene Haut: Di-11
Rissige Lippen: Lu-11, Di-3, Di-8
○ *Handzonen:* Hautprobleme im allgemeinen und trockene oder fettige Haut im besonderen: Leber, Nieren, Eierstöcke/Hoden, Gebärmutter/Prostata, Hirnanhangdrüse, Schilddrüse, Nebennieren, Lymphsystem, Gehirn, Sonnengeflecht

Heiserkeit, Stimmverlust
○ *Handpunkte:*
Heiserkeit (Räuspern): Lu-11, Dü-1, 3E-3
Stimmverlust: Lu-6, Lu-10, Di-10, Di-11, H-4, H-5, H-7, Dü-5, KS-5, 3E-10
○ *Handzonen:* Rachen, Nebennieren, Lymphsystem

Heißhunger
○ *Handzonen:* Leber, Gehirn

Hepatitis (Leberentzündung)
○ *Handpunkte:* Di-4, Di-11

○ *Handzonen:* Leber, Gallenblase, Lymphsystem

Herpes (Bläschenausschlag)
○ *Handpunkt:* KS-7

Herzangst (Herzneurose)
○ *Handpunkte:* H-7, KS-4

Herzinfarkt
○ *Handpunkt:* KS-9

Herzkrankheiten s. a. Herzinfarkt und Herzschwäche
○ *Handpunkte:* Lu-11, H-3
Herzmuskelentzündung: KS-3, KS-4
Rheumatische Herzerkrankungen: KS-3, KS-4, KS-5, KS-6
Herzschmerzen: Lu-5, H-3, H-5, KS-3, KS-8
Herzbeutelentzündung (Perikarditis): H-7, H-8
Herzstechen: KS-9
○ *Handzonen:* Lunge, Herz (auch bei Herzrhythmusstörungen), Nieren, Nebennieren, Lymphsystem, Gehirn, Sonnengeflecht

Herzschwäche (Herzinsuffizienz)
○ *Handpunkte:* H-5, H-8, H-9, KS-6
○ *Handzone:* Herz

Herzstolpern (Herzflattern, Herzjagen, Herzklopfen)
○ *Handpunkte:* Di-4, Di-11, H-3, H-5, H-7, H-9, KS-3, KS-4, KS-6, KS-8
○ *Handzone:* Herz

Heuschnupfen (Heufieber)
○ *Handpunkt:* Di-4
○ *Handzonen:* Nacken, Lunge, Zwerchfell, Eierstöcke/Hoden, Gebärmutter/Prostata, Hirnanhangdrüse, Nebenschilddrüsen, Nebennieren, Lymphsystem, Sonnengeflecht

Hexenschuß (Lumbago)
○ *Handpunkte:* Lu-5, Di-4, 3E-5, 3E-10
○ *Handzonen:* Wirbelsäule (besonders Lendenwirbel), Schulter, Hüfte und Beine, Sonnengeflecht

Hitzewallungen
○ *Handzonen:* Eierstöcke, Gebärmutter, Hirnanhangdrüse, Schilddrüse

Hitzschlag
○ *Handpunkt:* KS-3

Hüftgelenkleiden, Hüftschmerzen
○ *Handzonen:* Wirbelsäule, Schulter, Hüfte und Beine, Lymphsystem

Husten
○ *Handpunkte:* Lu-5, Lu-6, Lu-9, Lu-10, Lu-11, Di-4, Di-5, H-5, Dü-1, Dü-2, KS-3, 3E-10
Hustenreiz: Lu-7, KS-6
Schleimauswurf (Schleimrasseln): Lu-5, Lu-6, Lu-9, Lu-10, Lu-11, Di-5
○ *Handzonen:* Lunge, Dünndarm, Dickdarm, Leber, Nebenschilddrüsen, Nebennieren, Lymphsystem

Hysterie s. Neurosen

I

Impotenz, Potenzschwäche, Erektionsstörungen, Mannesschwäche
○ *Handpunkte:* Lu-7, H-8, KS-7, 3E-4
○ *Handzonen:* Hoden, Prostata, Hirnanhangdrüse, Schilddrüse, Nebenschilddrüsen, Nebennieren,

Bauchspeicheldrüse, Gehirn, Sonnengeflecht

Infektionen (Ansteckung), Infektionsanfälligkeit (Abwehrschwäche)
○ *Handpunkt:* Lu-5 (Infektionsanfälligkeit)
○ *Handzonen:* Rachen, Dünndarm (bei Abwehrschwäche), Dickdarm (bei Abwehrschwäche), Leber (ebenfalls bei Abwehrschwäche), Nieren, Harnleiter und Blase, Nebenschilddrüsen, Nebennieren, Lymphsystem, Sonnengeflecht

Ischias
○ *Handzonen:* Wirbelsäule, Hüfte und Beine, Dünndarm, Dickdarm, Nieren, Blase, Eierstöcke/Hoden, Gebärmutter/Prostata, Nebennieren, Lymphsystem

K

Katarrh s. Schnupfen

Kehlkopfentzündung
○ *Handpunkte:* Di-1, 3E-1
○ *Handzonen:* Atemwege (Nase, Rachen, Luftröhre, Lunge/Bronchien), Dünndarm, Dickdarm, Leber

Knie- und Knöchelverletzungen
○ *Handzonen:* Hüfte und Beine (auch bei Meniskusverletzung und Kniegelenkserguß)

Konzentrationsschwäche / Geistesabwesenheit
○ *Handpunkte:*
Konzentrationsschwäche: Di-11, H-3, H-7, KS-6, KS-9, 3E-5
Geistesabwesenheit: KS-4, 3E-5
○ *Handzone:* Gehirn

Kopfschmerzen s. a. Migräne
○ *Handpunkte:* Lu-6, Lu-7, Lu-8, Lu-9, Lu-10, Di-2, Di-4, Di-8, Di-9, Di-11, H-3, H-5, H-6, Dü-1, Dü-4, KS-6, 3E-1, 3E-2, 3E-3, 3E-4, 3E-5, 3E-10
○ *Handzonen:* Wirbelsäule (besonders bei Verspannungskopfschmerz), Nacken, Schulter, Augen, Ohren, Magen, Dünndarm, Leber, Gallenblase, Herz, Nieren, harnableitende Organe (Harnleiter und Blase), Hirnanhangdrüse, Nebenschilddrüsen, Nebennieren, Bauchspeicheldrüse, Lymphsystem, Gehirn, Sonnengeflecht

Krampfadern
○ *Handzonen:* Wirbelsäule, Hüfte und Beine, Dünndarm, Dickdarm, Leber, Gallenblase, Herz, Nieren, Harnleiter und Blase, Nebennieren

Kreislaufstörungen, Kreislaufschwäche, Kreislaufversagen (Kollaps) s. a. Durchblutungsstörungen
○ *Handpunkte:*
Kreislaufschwäche: H-9, KS-6, KS-9
Kreislaufversagen: H-9, KS-9
○ *Handzonen:* Herz, Nieren, Harnleiter und Blase, Nebenschilddrüsen, Nebennieren, Sonnengeflecht

Kreuzschmerzen s. Rückenschmerzen

Kropf (Struma)
○ *Handpunkte:* H-3, H-7, 3E-10
○ *Handzonen:* Leber, Hirnanhang-

drüse, Schilddrüse, Sonnengeflecht

Kurzsichtigkeit s. Sehstörungen

L

Lachkrämpfe, unbeherrschbare
○ *Handpunkte:* Lu-7, Di-5, Di-7, KS-7, KS-8

Lähmung
○ *Handpunkte:*
Lähmungsneigung: Di-10
Lähmungen allgemein: Lu-5, Di-9, Di-10
Halbseitenlähmung: Lu-7, Di-4, Di-8, Di-9, Di-11, Dü-4, KS-7, 3E-4, 3E-5, 3E-10
Gesichtsnervlähmung: Lu-7, Di-2, Di-4, 3E-5
Lähmung der Gliedmaßen: Di-9, Di-10, Dü-4, 3E-6
Lähmung von Hand und Arm: Di-10, H-3, 3E-8
Unterarmlähmung: Dü-6
Fingerlähmung: Dü-3
Stimmverlust durch Lähmung: 3E-6, 3E-8, 3E-9
Zungenlähmung: KS-9, 3E-1
○ *Handzonen:* Wirbelsäule, Nakken, Augen, Ohren, Nieren, Harnleiter und Blase, Gehirn

Lampenfieber s. Angstzustände

Leberentzündung s. Hepatitis

Leberleiden s. a. Leberzirrhose
○ *Handpunkte:* Di-4, Di-11
○ *Handzonen:* Wirbelsäule, Magen, Zwölffingerdarm, Dünndarm, Dickdarm, Leber, Gallenblase, Bauchspeicheldrüse, Lymphsystem

Leberzirrhose
○ *Handzonen:* Leber, Gallenblase, Nieren

Lungenemphysem (Lungenblähung)
○ *Handzonen:* Lunge, Zwerchfell, Dickdarm, Nebennieren, Gehirn, Sonnengeflecht

Lungenentzündung
○ *Handpunkte:* Lu-5, Lu-11, 3E-5
○ *Handzonen:* Lunge/Bronchien, Hirnanhangdrüse, Nebennieren, Gehirn

Lungenleiden s. a. Asthma, Bronchitis, Lungenemphysem, Lungenentzündung und Tuberkulose
○ *Handpunkte:*
Bluthusten: Lu-5, Lu-6, Lu-9, Lu-10, Di-2, KS-3, KS-4, KS-7
○ *Handzonen:* Lunge (zum Beispiel bei Lungeninfektion oder Lungenabszeß), Zwerchfell, Nebennieren, Sonnengeflecht

Lymphknotenentzündung
○ *Handpunkt:* H-3

M

Magengeschwür (Ulcus ventriculi)
○ *Handpunkt:* KS-6
○ *Handzonen:* Wirbelsäule (bei Magengeschwüren infolge von Streß), Schulter, Magen, Zwölffingerdarm, Dünndarm, Sonnengeflecht

Magenschleimhautentzündung s. Gastritis

Magenschmerzen und -krämpfe
○ *Handpunkte:* Lu-10, Di-4, Di-11, KS-6
○ *Handzonen:* Wirbelsäule, Magen, Hirnanhangdrüse, Bauchspeicheldrüse, Sonnengeflecht

Malaria s. Wechselfieber

Mandelentzündung (Angina) s. a. Halsschmerzen
○ *Handpunkte:* Lu-5, Lu-7, Lu-10, Lu-11, Di-1, Di-4, Di-11, H-7, Dü-3, 3E-4, 3E-10
○ *Handzonen:* Rachen, Nebennieren

Menstruationsbeschwerden
○ *Handpunkte:* Di-4, Di-11, H-5, KS-5
○ *Handzonen:* Wirbelsäule, Nieren, Eierstöcke, Gebärmutter, Hirnanhangdrüse, Schilddrüse, Bauchspeicheldrüse, Lymphsystem, Gehirn, Sonnengeflecht

Migräne s. a. Kopfschmerzen
○ *Handpunkte:* Lu-5, Lu-8, Di-3, Di-4, Di-10, H-5, 3E-3, 3E-5
○ *Handzonen:* Wirbelsäule, Nakken, Schulter, Magen, Dünndarm, Leber, Gallenblase, Herz, Nieren, Blase, Eierstöcke/Hoden, Gebärmutter/Prostata, Hirnanhangdrüse, Nebenschilddrüsen, Nebennieren, Lymphsystem, Gehirn, Sonnengeflecht

Milchmangel (mangelnde Milchbildung bei stillenden Frauen)
○ *Handpunkte:* Dü-1, Dü-2, 3E-6

Müdigkeit, chronische (Mattigkeit) s. a. Erschöpfungszustände
○ *Handpunkte:* Lu-7, Di-3 (Schläfrigkeit), Di-4, Di-10, 3E-8
○ *Handzonen:* Wirbelsäule (rasche Erschöpfung und mangelnde Ausdauer), Schulter (rasche Erschöpfung), Lunge, Dünndarm, Dickdarm, Leber, Gallenblase, Herz, Nieren, Blase, Schilddrüse, Nebenschilddrüsen, Nebennieren, Gehirn, Sonnengeflecht

Multiple Sklerose
○ *Handzonen:* Wirbelsäule, Gehirn

Mumps (Ziegenpeter) / Ohrspeicheldrüsenentzündung
○ *Handpunkte:* Lu-11, Di-10, Di-11, 3E-5
○ *Handzonen:* Eierstöcke/Hoden, Lymphsystem

Mundgeruch, schlechter Atem
○ *Handpunkt:* KS-8
○ *Handzonen:* Magen, Dünndarm, Dickdarm

Mundschleimhautentzündung (Stomatitis), Mundkatarrh
○ *Handpunkte:* Di-4, Dü-1, Dü-3

Mundsperre (Kieferklemme)
○ *Handpunkte:* Lu-7, 3E-6

Mundtrockenheit
○ *Handpunkte:* Lu-5, Di-1, Di-2, Di-3, H-7, Dü-1, KS-3, 3E-1, 3E-4
○ *Handzonen:* Magen, Leber, Nieren, Sonnengeflecht

Muskelkater
○ *Handzone:* Lymphsystem

Muskelkrämpfe
○ *Handpunkte:*
Muskelkrämpfe allgemein: Dü-8
Gesichtsverkrampfung: Lu-8, Di-4

Krämpfe der Zungenmuskulatur: 3E-9
Kleinfingerkrampf: H-8, Dü-1
Handkrampf: Lu-11, Di-5, KS-7
Schreibkrampf: Lu-11, H-3, KS-8
Unterarmmuskelkrampf: Dü-3, Dü-4, Dü-7
Muskelkrampf im Ellenbogen: H-3, H-4, KS-5, KS-7
Muskelkrampf in Oberarm und Schulter: Lu-5, Lu-10, H-8, Dü-7, KS-7
Armkrämpfe: Di-5, KS-6
Zwerchfellkrämpfe: KS-4, KS-6
○ *Handzonen:* Hüfte und Beine (bei Wadenkrampf), Nebenschilddrüsen (bei Krämpfen im allgemeinen und bei Wadenkrämpfen im besonderen)

Muskelschwund
○ *Handpunkte:* Lu-9, H-7, 3E-4, 3E-10
○ *Handzonen:* Nieren, harnableitende Organe (Harnleiter und Blase), Hirnanhangdrüse, Nebenschilddrüsen, Nebennieren, Lymphsystem

N

Nackenschmerzen
○ *Handpunkte:* Dü-2, Dü-8, 3E-5
○ *Handzonen:* Wirbelsäule, Nacken, Schultern, Sonnengeflecht

Nasenbluten
○ *Handpunkte:* Lu-5, Di-2, Di-4, Di-7, Di-10, H-6, Dü-1, Dü-2, Dü-3, KS-4, KS-8
○ *Handzonen:* Nase, Nebenschilddrüsen

Nasennebenhöhlenentzündung (-katarrh), Nasennebenhöhlenbeschwerden
○ *Handpunkte:* Di-4, H-3, Dü-3
○ *Handzonen:* Nase, Rachen, Dünndarm, Dickdarm, Leber, Eierstöcke/Hoden, Gebärmutter/Prostata, Hirnanhangdrüse, Nebennieren, Bauchspeicheldrüse, Lymphsystem

Nervenentzündung (Neuritis)
○ *Handpunkt:* Lu-9

Nervenschwäche (Neurasthenie), Gereiztheit
○ *Handpunkte:* Di-8, Di-10, H-3, H-5, H-7, KS-5, KS-6, KS-8
○ *Handzonen:* Wirbelsäule (bei Gereiztheit), Schilddrüse (bei Gereiztheit), Gehirn, Sonnengeflecht

Nervosität, nervöse Spannungen, Übererregbarkeit, Unruhe
○ *Handpunkte:* Lu-9, Lu-10, Di-4, H-7, Dü-5
Überregbarkeit: Lu-9, Di-6, Di-11, H-7, KS-6, KS-8, 3E-2
Unruhe: Lu-5, Lu-9, Lu-11, H-7, Dü-1, Dü-4, Dü-5, KS-3, KS-6, KS-7, KS-9
○ *Handzonen:* Magen, Dünndarm, Dickdarm, Leber, Gallenblase, Nieren, Harnleiter und Blase, Hirnanhangdrüse, Schilddrüse, Nebenschilddrüsen, Gehirn, Sonnengeflecht

Nesselausschlag, -fieber, -sucht (Urtikaria)
○ *Handpunkte:* Di-4, Di-11, 3E-4

Neuralgie (Nervenschmerz)
○ *Handpunkte:*
Fingerneuralgie: KS-4
Unterarmneuralgie: H-4, H-8, Dü-5,

Dü-6
Oberarmneuralgie: Di-6, Di-7, H-5, KS-9
Armneuralgie (Brachialgie): Lu-5, Lu-9, Di-4, Di-6, Di-10, Di-11, H-3, H-7, Dü-5, Dü-6, KS-3, KS-4, KS-6, KS-7
Schulterneuralgie: Di-3, Di-4, Di-11, Dü-2, Dü-8
Interkostalneuralgie (Schmerzen im Bereich der Zwischenrippennerven): H-3
○ *Handzonen:* Rachen, Lymphsystem

Neurosen
○ *Handpunkte:*
Hysterie: KS-4, KS-5, KS-6
Phobie (krankhafte neurotische Angst): H-4
Psychose: Lu-11
Fixe Ideen: Di-4
Menschenscheu: KS-4
Platzangst: Lu-5
○ *Handzonen:* Platzangst: Magen, Dünndarm, Dickdarm, Nieren, Blase

Nierenbeschwerden (zum Beispiel Nierenentzündung bzw. -infektionen)
○ *Handzonen:* Wirbelsäule, Nieren, Harnleiter und Blase, Hirnanhangdrüse, Nebennieren, Lymphsystem

Nierensteine
○ *Handzonen:* Nieren, Harnleiter und Blase, Hirnanhangdrüse, Nebenschilddrüsen, Nebennieren, Lymphsystem

Niesen
○ *Handpunkte:* Lu-5, Lu-9, H-5
○ *Handzone:* Nase

Nikotinsucht
○ *Handpunkte:* Lu-6, Di-4, KS-6

O

Ödem s. Wassersucht

Ohnmacht s. Bewußtlosigkeit

Ohrenschmerzen
○ *Handpunkte:* 3E-2; Mittelohrentzündung: 3E-5
○ *Handzonen:* Ohr (bei Ohrenschmerzen, Ohrenentzündung, Tubenkatarrh, Mittelohrerkrankung, Infektion des Innenohrs), Nase, Leber, Nebennieren, Lymphsystem, Gehirn

Ohrgeräusche (Tinnitis), Ohrensausen, Ohrenklingen
○ *Handpunkte:* Di-1, Di-5, Di-6, H-3, Dü-2, Dü-3, Dü-4, Dü-5, KS-6, KS-9, 3E-1, 3E-3, 3E-4, 3E-5, 3E-8
○ *Handzonen:* Nacken, Augen, Ohren, Lymphsystem, Gehirn, Sonnengeflecht

Ohrspeicheldrüsenentzündung s. Mumps

Osteoporose (Knochenentkalkung)
○ *Handzonen:* Eierstöcke/Hoden, Gebärmutter/Prostata, Hirnanhangdrüse, Schilddrüse, Nebenschilddrüsen, Nebennieren, Bauchspeicheldrüse, Gehirn

P

Parkinsonsche Krankheit
○ *Handzonen:* Nacken, Dünndarm,

Dickdarm, Leber, Gallenblase, Nieren, Harnleiter und Blase, Nebenschilddrüsen, Nebennieren, Bauchspeicheldrüse, Gehirn

Parodontose: Zahnlockerung, Zahnfleischschwund, Zahnbetterkrankung
○ *Handpunkte:* Di-10, Di-11; Zahnfleischbluten: Di-1
○ *Handzonen:* Rachen, Magen, Dünndarm, Dickdarm, Leber, Gallenblase, Bauchspeicheldrüse, Lymphsystem

Prostataprobleme
○ *Handzonen:* Schulter, Nieren, Harnleiter und Blase, Hoden, Prostata, Hirnanhangdrüse, Lymphsystem

Prüfungsangst s. Angstzustände

Psoriasis s. Schuppenflechte

Psychosen s. Neurosen

R

Rachenkatarrh
○ *Handpunkte:* Lu-6, Lu-8, Lu-9, Lu-11, Di-6, Di-9, Dü-1, 3E-9
○ *Handzone:* Rachen

Reisekrankheit s. Seekrankheit

Rheuma
○ *Handpunkte:* Lu-5, Lu-9, Di-5, Di-8, Di-10, Di-11, H-7, KS-3, KS-6, KS-7, KS-8, 3E-4, 3E-5, 3E-7, 3E-10

Rippenfellentzündung (Pleuritis)
○ *Handpunkte:* Lu-5, KS-4, 3E-6
○ *Handzonen:* Lunge/Bronchien, Zwerchfell, Lymphsystem

Röteln s. a. Infektionskrankheiten
○ *Handpunkt:* KS-3

Rückenschmerzen, Kreuzschmerzen
○ *Handpunkte:* Di-1, Di-2, Di-3, Di-4, 3E-3
○ *Handzonen:* Wirbelsäule, Schulter, Hüfte und Beine, Leber, Nieren, Blase, Eierstöcke/Hoden, Gebärmutter/Prostata, Lymphsystem, Sonnengeflecht

S

Schilddrüsenstörungen s. a. Kropf
○ *Handpunkte:* Lu-11, Di-4, Di-11, H-3, KS-6, 3E-4
○ *Handzonen:* Bei Schilddrüsenbelastung: Nacken; bei Schilddrüsenüberfunktion oder -unterfunktion: Leber, Hirnanhangdrüse, Schilddrüse, Sonnengeflecht

Schlafstörungen (Schlaflosigkeit)
○ *Handpunkte:* Lu-9, Lu-10, Di-4, H-3, H-7, KS-6, KS-7
○ *Handzonen:* Wirbelsäule (bei Schlafstörungen infolge von Streß), Nacken, Hirnanhangdrüse, Nebenschilddrüsen, Bauchspeicheldrüse, Gehirn, Sonnengeflecht

Schlaganfall
○ *Handpunkt:* Lu-11
○ *Handzonen:* Wirbelsäule, Gehirn

Schleimbeutelentzündung (Bursitis)
○ *Handpunkte* für Schleimbeutelentzündung am Schultergelenk:

Lu-5, Di-10, H-3
○ *Handzonen:* Schulter (bei Bursitis an der Schulter), Arm und Ellenbogen (bei Bursitis am Ellenbogen), Hüfte und Beine (bei Bursitis an Hüfte, Knien und Knöcheln), Nieren (Bursitis allgemein), Nebennieren (Bursitis allgemein)

Schluckauf, Aufstoßen
○ *Handpunkte:* Lu-6, Lu-9, Lu-10, Lu-11, Di-7, H-3, H-7, KS-4, KS-6, KS-7
○ *Handzonen:* Zwerchfell, Speiseröhre, Magen, Gallenblase

Schluckbeschwerden
○ *Handpunkt:* Lu-11
○ *Handzone:* Speiseröhre

Schmerzen, diffuse
○ *Handpunkte:* KS-6 (Schmerzen aller Art inklusive postoperative Schmerzen), 3E-7 (Schmerzen im Fleisch des ganzen Körpers)

Schnupfen, Nasenverstopfung, Katarrh
○ *Handpunkte:* Lu-5, Di-4, H-3, H-7, Dü-2, Dü-3, 3E-5
○ *Handzonen:* Nase, Rachen, Lunge, Lymphsystem, Gehirn

Schock
○ *Handpunkte:* KS-6, KS-9

Schüttelfrost / Frösteln
○ *Handpunkte:*
Frösteln: Lu-7, Lu-10, Di-11, H-6
Schüttelfrost: Lu-7, Lu-9, Lu-10, Lu-11 (Schüttelfrost mit Schweißausbrüchen), Di-1, Di-2, Di-4, H-7
Zähneklappern: Lu-10

Schulterschmerzen s. Armschmerzen

Schuppenflechte (Psoriasis)
○ *Handzonen:* Leber, Nieren, Harnleiter und Blase, Eierstöcke/Hoden, Gebärmutter/Prostata, Hirnanhangdrüse, Schilddrüse, Nebenschilddrüsen, Nebennieren, Bauchspeicheldrüse, Gehirn

Schwellungen
○ *Handpunkte:*
Schwellung der Wangen oder der Schläfen: 3E-3
– des Nackens: Dü-2, Dü-4, Dü-5
– des äußeren Halses: Dü-7, 3E-3, 3E-6, 3E-10
– des Ellenbogens: Dü-6
Geschwollene Hände und Arme: 3E-2, 3E-3
Achselhöhlenschwellung: KS-5, KS-6, KS-7
Geschwollene Knie: Di-9
Geschwollene Gliedmaßen: Lu-7, 3E-2
○ *Handzonen:*
Bei geschwollenen Beinen: Wirbelsäule, Herz, Nieren, Harnleiter und Blase, Lymphsystem
Bei geschwollenen Knöcheln: Hüfte und Beine, Eierstöcke/Hoden, Gebärmutter/Prostata, Lymphsystem

Schwerhörigkeit, Taubheit
○ *Handpunkte:*
Schwerhörigkeit: Lu-5, Di-1, Di-4, Di-5, Di-6, Dü-1, Dü-3, Dü-5, Dü-8, KS-6, KS-9, 3E-5, 3E-9
Taubheit: 3E-1, 3E-3, 3E-4, 3E-5, 3E-7, 3E-9
○ *Handzonen:* Schulter, Ohren, Rachen, Lymphsystem, Gehirn, Sonnengeflecht

Schwindelanfälle, Schwindelgefühl
○ *Handpunkte:* Lu-10, Lu-11, Di-4, Di-8, H-3, H-6, H-9, Dü-7, Dü-8, KS-6, KS-9
○ *Handzonen:* Augen, Ohren, Magen, Leber, Gallenblase, Herz, Bauchspeicheldrüse, Gehirn

Schwitzen, übermäßiges
○ *Handpunkte:* Lu-7; Nachtschweiß: Lu-7, H-6, Dü-3; Kopfschweiß: KS-3
○ *Handzonen:* Magen, Dünndarm, Dickdarm, Nieren

Seekrankheit, Reisekrankheit
○ *Handpunkt:* KS-6
○ *Handzonen:* Magen, Herz, Sonnengeflecht

Sehstörungen: Kurzsichtigkeit, Weitsichtigkeit, Trübsichtigkeit (Augenschleier), überanstrengte Augen, Nachtblindheit, Farbenblindheit
○ *Handpunkte:*
Sehstörungen allgemein: H-5, Dü-4, Dü-6
Trübsichtigkeit (verschwommenes, unscharfes Sehen): Lu-9, Di-4, Di-5, Di-6, H-5, Dü-1, Dü-2, Dü-3, Dü-4, Dü-6, 3E-1, 3E-3
Überanstrengte Augen: Di-4
Nachtblindheit: Di-1
Farbenblindheit: Di-4
○ *Handzonen:*
Sehstörungen allgemein: Leber, Lymphsystem, Gehirn
Kurzsichtigkeit: Augen
Weitsichtigkeit: Augen
Überanstrengte Augen: Wirbelsäule, Schulter, Augen, Nieren, Lymphsystem

Sexualstörungen s. a. Frigidität, Impotenz und Unfruchtbarkeit
○ *Handpunkte:* KS-6, KS-7
Ejakulationsstörungen: Lu-7
Vorzeitiger Samenerguß: Di-4, 3E-10
Verlust des Geschlechtstriebes (Triebmangel): Dü-5, 3E-4
○ *Handzonen:* Bei vorzeitigem Samenerguß: Nieren, Harnleiter und Blase, Hoden, Prostata

Sodbrennen
○ *Handpunkte:* Di-7, KS-6
○ *Handzonen:* Magen, Sonnengeflecht

Speichelfluß, übermäßiger
○ *Handpunkte:* Lu-7, Di-3, Di-7, Di-8, Dü-1, KS-3, KS-5

Speiseröhrenerkrankungen
○ *Handzone:* Speiseröhre

Starbildung: Grauer Star (Katarakt), Grüner Star (Glaukom)
○ *Handpunkt:* Lu-9
○ *Handzonen:*
Grauer Star: Augen, Dünndarm, Dickdarm, Leber, Nieren, Nebenschilddrüsen
Grüner Star: Augen, Nieren, Harnleiter und Blase, Nebennieren, Gehirn

Steifigkeit
○ *Handpunkte:*
Nackensteife und Schiefhals: Lu-5, Di-4, Di-6, H-3, Dü-1, Dü-3, Dü-6, Dü-8, KS-6, 3E-10
Schultersteife: Di-11, KS-7, 3E-4
Armsteife: H-3, 3E-2, 3E-4

Oberarmsteife: 3E-1
Ellenbogensteife: Di-11, H-4, KS-7, 3E-1
Unterarmsteife: Lu-6
Handsteife: 3E-2
Fingersteife: Dü-4, 3E-2, 3E-3, 3E-4
Kleinfingersteife: Dü-1

Sterilität s. Unfruchtbarkeit

Stimmungsschwankungen (sprunghafter Stimmungswechsel)
○ *Handpunkte:* H-7, H-9
○ *Handzonen:* Wirbelsäule (bei psychischer Labilität), Sonnengeflecht

Stimmverlust s. Heiserkeit

Stoffwechselstörungen s. a. Cholesterinspiegel, Diabetes und Gicht
○ *Handpunkte:* Di-3, Di-11

Stottern
○ *Handpunkt:* H-5

Streß
○ *Handzonen:* Wirbelsäule, Lunge, Nieren, Hirnanhangdrüse, Nebenschilddrüsen, Nebennieren, Gehirn, Sonnengeflecht

T

Taubheit s. Schwerhörigkeit

Tennisellenbogen
○ *Handpunkte:* Lu-5, Di-10, Di-11, Dü-4, 3E-5
○ *Handzonen:* Arme und Ellenbogen

Tinnitis s. Ohrgeräusche

Trübsichtigkeit s. Sehstörungen

Tuberkulose
○ *Handpunkte:* Lu-5, Di-8
○ *Handzonen:* Lunge, Zwerchfell

U

Übelkeit s. Brechreiz

Überanstrengung s. Erschöpfungszustände

Übergewicht, Fettleibigkeit
○ *Handpunkte:* Di-4, Di-11, KS-6
○ *Handzonen:* Magen, Dünndarm, Dickdarm, Leber, Gallenblase, Nieren, Blase, Schilddrüse, Nebennieren, Bauchspeicheldrüse, Sonnengeflecht

Unfruchtbarkeit (Sterilität) bei Mann und Frau
○ *Handpunkt:* KS-7
○ *Handzonen:* Nieren, Eierstöcke/Hoden, Gebärmutter/Prostata, Hirnanhangdrüse, Gehirn, Sonnengeflecht

V

Vegetative Dystonie
○ *Handpunkte:* Di-4, H-7, KS-6
○ *Handzone:* Sonnengeflecht

Venenentzündung
○ *Handzonen:* Leber, Herz, Nebennieren

Verbrennungen (Brandwunden) inklusive Sonnenbrand
○ *Handzonen:* Nebenschilddrüsen, Nebennieren, Lymphsystem

Verdauungsstörungen s. a. Blähungen, Durchfall, Sodbrennen und Verstopfung

○ *Handpunkte:* Di-7, Di-8, Di-10, Di-11
Darmkollern (Gluckern in den Eingeweiden): Lu-9, Di-3, Di-7, Di-9
○ *Handzonen:* Magen, Dünndarm, Dickdarm, Leber, Gallenblase, Bauchspeicheldrüse, Sonnengeflecht

Vergeßlichkeit
○ *Handpunkte:* Lu-7, Di-11, H-3, H-7, KS-6, KS-9
○ *Handzonen:* Hirnanhangdrüse, Schilddrüse, Nebenschilddrüsen, Nebennieren, Gehirn, Sonnengeflecht

Vergiftung / Lebensmittelvergiftung
○ *Handzonen:* Magen, Zwölffingerdarm, Lymphsystem

Verkalkung s. Arteriosklerose

Verspannungen
○ *Handpunkte:*
Verspannungen am ganzen Körper: 3E-5
Schulterverspannung und Rückenverspannung: Di-1
Verspannung der Gliedmaßen: Dü-4
Armverspannung: Dü-1
Ellenbogengelenkverspannung: 3E-5
○ *Handzonen:* Wirbelsäule, Nakken (bei Nacken- und Schulterverspannung sowie Halswirbelsäulensyndrom), Schulter (bei Nackenverspannung), Hirnanhangdrüse, Nebennieren, Bauchspeicheldrüse, Gehirn, Sonnengeflecht

Verstopfung
○ *Handpunkte:* Di-2, Di-4 (!!!), Di-6, Di-10, Di-11, H-5, H-7, Dü-3, KS-7, 3E-5, 3E-6
○ *Handzonen:* Magen, Dünndarm, Dickdarm, Leber, Gallenblase, Nebennieren, Bauchspeicheldrüse, Lymphsystem, Sonnengeflecht

Verwirrung, geistige
○ *Handpunkte:* Di-4; wirres Reden: Di-5, Di-7, Di-8, Dü-5, 3E-2

Völlegefühl
○ *Handpunkte:* Lu-5, Lu-11
○ *Handzonen:* Magen, Zwölffingerdarm

W

Wassersucht (Ödem)
○ *Handzonen:* Herz, Nieren, Harnleiter und Blase, Nebennieren, Lymphsystem

Wechselbeschwerden
○ *Handpunkte:* Di-4, H-5, H-9, 3E-10
○ *Handzonen:* Eierstöcke, Gebärmutter, Hirnanhangdrüse, Nebenschilddrüsen, Gehirn

Wechselfieber / Malaria
(Die Bundesrepublik weist die meisten Malariatoten in Europa auf)
○ *Handpunkte:* Lu-8, Lu-10, Di-1, Di-3, Di-4, Di-5, Di-6, Di-7, H-7, H-8, Dü-1, KS-5, KS-6, 3E-1, 3E-2, 3E-3, 3E-4, 3E-10

Weitsichtigkeit s. Sehstörungen

Windpocken (Schafblattern)
○ *Handpunkt:* Di-4

Wirbelsäulenbeschwerden s. Bandscheibenbeschwerden

Z

Zahnbetterkrankung s. Parodontose

Zahnfleischentzündung (Gingivitis)
○ *Handpunkte:* Dü-4, Dü-8, 3E-2, 3E-8

Zahnfleischschwund s. Parodontose

Zahnschmerzen / Karies (schlechte Zähne)
○ *Handpunkte:* Lu-8, Di-1, Di-2, Di-3, Di-4, Di-5, Di-6, Di-7, Di-10, Di-11, H-3, Dü-5
Kieferschmerzen: 3E-2, 3E-9
○ *Handzonen:* Magen, Dünndarm, Dickdarm, Leber, Bauchspeicheldrüse

Zellulitis
○ *Handzonen:* Nieren, Harnleiter und Blase, Eierstöcke/Hoden, Lymphsystem, Sonnengeflecht

Zittrigkeit, Zuckungen
○ *Handpunkte:*
Zittrigkeit: KS-7
Gesichtszittern: Di-4
Händezittern: Di-7, H-3, Dü-8, KS-3
Unterarmzittern: KS-3
Oberarmzittern: Lu-9
Zuckungen: Lu-5, 3E-10
Kopfwackeln: 3E-5

Zuckerkrankheit s. Diabetes

Zuckungen s. Zittrigkeit